Birgitta Schall

Perfekte Affären

Roman

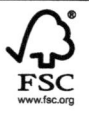

Birgitta Schall

Perfekte Affären

Roman

Bibliografische Information der Deutschen Bibliothek:
Die Deutsche Bibliothek verzeichnet diese Publikation in der
Deutschen Nationalbibliografie; detaillierte bibliografische
Daten sind im Internet unter *http://dnb.ddb.de* abrufbar.

Impressum
© 2011 Birgitta Schall
Satz, Layout und Umschlaggestaltung:
	Keysselitz Deutschland GmbH, München
Herstellung und Verlag:
	Books on Demand GmbH, Norderstedt
Umschlagfoto:
	Dieter Mayr Photography, München
Umschlaggestaltung:
	HERZWILD GmbH, München
ISBN: 978-3-8448-5359-9

There they are, my friends [on Facebook], all in the same place. Except, of course, they're not in the same place, or, rather, they're not my friends. They're simulacra of my friends, little dehydrated packets of images and information (...).
Best friends forever may not be on speaking terms by this time next month. We save our fiercest energies for sex.

William Deresiewicz, »Faux Friendship«
The Chronicle Review, 6. Dezember 2009

Inhaltsverzeichnis

PROLOG

* RITA *

Eigentlich hätte ich lieber *Mensch ärgere dich nicht* gespielt. Wenn es nach mir gegangen wäre. Aber Netti brachte uns eines Abends spaßeshalber Poker bei, und das war der Anfang unserer Pokerrunde.

Was ich übers Pokern weiß, habe ich von Netti. Nicht nur die Regeln, auch so Weisheiten wie, Poker lernen dauert nur einen Augenblick, aber man braucht ein ganzes Leben, um es zu beherrschen. Oder, ein guter Pokerspieler kennt seine Chancen, ein guter Pokerspieler kennt seine Gegner, ein guter Pokerspieler kennt sich selbst.

Für Netti war Poker mehr als ein Spiel. Das hat manchmal genervt, aber ihre Leidenschaft riss uns mit. Wir wurden die *Poker-Ladys.*

Obwohl ich keine gute Spielerin war, habe ich unsere Runden geliebt. Mir ging es nie ums Gewinnen, auch nicht ums erfolgreiche Bluffen und Manipulieren der Gegner. Wie gesagt, wenn es nach mir gegangen wäre, hätten wir eigentlich auch *Mensch ärgere dich nicht* spielen können.

Teil I

Neues Spiel, Neues Glück

Mischen, Geben, Bieten

1

Mit der linken Hand und den Zähnen reißt sie die Kekspackung auf, mit der rechten schaltet sie den Computer ein. Während er hochfährt und die vertrauten Piep-Geräusche von sich gibt, beißt sie in den ersten Müslikeks, nimmt einen Schluck Tee und verbrennt sich die Zunge. Sie öffnet den Mund und holt scharf Luft. Der Schmerz lässt nach. Es ist Donnerstagabend kurz nach elf, und ihr erstes *Blind Date* ging exakt eine Stunde.

Rita sucht das Profil von *BillyRegal* in ihrem Postfach und vergleicht es mit dem Mann, den sie eben in einer Bar getroffen hat, vor allem die Fotos.

Er sah im wirklichen Leben so anders aus, kleiner und schmächtiger. Nicht kleiner als sie, er war schon eins achtzig, wie es im Profil steht. Oder zumindest kaum kleiner. Knapp zehn Zentimeter größer als sie. Aber er wirkte so schmal, und sie im Vergleich so ...

Vielleicht lag es an der Sonnenbrille. Auf den Bildern trägt er Sonnenbrille. Vielleicht wäre das Date im Sommer anders verlaufen, wenn sie sich bei Sonnenschein im Biergarten getroffen hätten.

Sie gefiel ihm, das spürte sie in den ersten zwei Sekunden, als er sie anschaute und sein Blick an ihrem Cindy Crawford Schönheitsfleck hängen blieb.

Sollte sie ihm die Hand geben oder ihn mit einem Wangenkuss begrüßen? Wie läuft das bei einem *Blind Date*? Warum haben die Macher von *Perfectaffairs.de* kein Handbuch für das erste Treffen auf das Portal gestellt.

Als sie die Hand zum Gruß ausfuhr, griff er mit der rechten Hand an ihre Schulter, zog sie näher und küsste sie rechts und links auf die Wange. Das war nicht sein erstes Treffen dieser Art.

Er trat schnell zurück und versuchte zu grinsen. Es misslang. Oder vielleicht doch das erste Mal, wie sie?

Sie hatten sich vor dem *Chuleps* am Ostbahnhof verabredet, eine Bar, in die sie sonst nie ging. Rita schlug vor, reinzugehen. Er nickte. Er hatte noch kein Wort gesagt.

Während sie die Tür aufschob, suchte sie nach einem Anknüpfungspunkt. Was stand in seinem Profil? Was waren seine Hobbys, welche Filme fand er gut, welche drei Dinge würde er auf eine einsame Insel mitnehmen. Es würde an ihr liegen, das Gespräch ins Laufen zu bringen. Sie drehte sich um und lächelte ihm aufmunternd zu. Sie zeigte fragend Richtung Bar. Er nickte.

Nach einer Viertelstunde wurde er Gott sei Dank gesprächiger, was an den zwei Mai Tais lag, die er durch einen Strohhalm in sich aufsog. Sie führten ein nettes Gespräch. Es fühlte sich an, wie auf einer *After-Business*-Veranstaltung. Rita bestellte nach ihrem Wodka Martini ein Wasser, was er als Aufforderung verstand, endlich zur Sache zu kommen. Es sprudelte aus ihm heraus, dass er gar nicht gebunden sei, auch keine Affäre suche, sondern Single sei, und es täte ihm ja so, so leid, dass er in seinem Profil gelogen habe. Glaubt man's? Da sucht sie auf einem Seitensprungportal explizit nach einer Affäre und landet bei einem Single, der sich Hals über Kopf in sie verliebt. Rita gab dem Barmann das Signal zum Zahlen.

»Getrennt.«

Sie schaute *BillyRegal* freundlich in die Augen. Er wich ihrem Blick aus.

»Das war nett.«

Er nickte. Sie nahm ihren Mantel und gab ihm die Hand.

»Mach's gut. Wir telefonieren.«

»Also dann ...«

Er kam in seinem Profil so locker rüber.

Wie würden Sie einem Blinden Ihr Äußeres beschreiben?

In Gebärdensprache.

Sie hatte gehofft, dass diese Art von Humor sie über ihr erstes Treffen dieser Art retten würde. Sie nimmt die Kekspackung und schaut hinein. Die Hälfte weg.

Man kann nicht immer gewinnen und muss auch mal was riskieren. Fürs erste Mal lief es ganz gut. Stine würde es als »antiklimatisch« bezeichnen. Große Erwartungen, und dann gepflegter *Small Talk*, der mit einem peinlichen Geständnis endete.

Mal sehen, was ihr Bauchgefühl zu den nächsten Kandidaten sagt. Sie öffnet mit einem Doppelklick ein neues Profil.

2

Rita hängt ihren Mantel an die Garderobe im Flur, zwei Haken in die Wand gedübelt, wendet sich zur Küchennische und schenkt Tee aus der Thermoskanne. Mit der Tasse in der einen Hand zieht sie mit der anderen Hand die Winterstiefel aus und stellt sie neben den Küchenschrank, dabei verliert sie das Gleichgewicht und Tee schwappt über. Verdammt. Sie schlüpft in die Birkenstock und sieht mit einem Blick in ihr Wohn-Schlafzimmer, dass das Licht am AB leuchtet. Zwei Nachrichten. Eine von Netti, die wissen will, ob der Pokerabend am Montag oder Dienstag stattfindet. Eine von Babs, die fragt, ob sie für den Pokerabend am Dienstag etwas zum Essen mitbringen soll.

»Eine Bentō-Box vom *Take-Away*-Japaner.«

Rita drückt auf den »Löschen«-Knopf. Sushi zum Poker. Die spinnt.

Sie setzt Wasser für ihren abendlichen Melissetee auf, zieht sich aus und schlüpft in den Morgenmantel. Dann gießt sie den Tee auf. Sie lässt ihn ziehen, während sie die Abendtoilette macht. Gesichtsmilch, Gesichtswasser, Zahnseide, Zahncreme, Augencreme, Nachtcreme, Hals nicht vergessen. Teesieb raus. Tee in die Kanne.

Fertig.

Sie setzt sich mit Thermos und Teetasse an den Schreibtisch, fährt den Laptop hoch und geht auf *Perfectaffairs.de*.

Sie tippt ihren Profilnamen *Cindy_42* ein und das Passwort. Zwei neue Kandidaten sind ihr ins Netz gegangen.

Als sie vor zehn Tagen ihr Profil auf dem Seitensprungportal ausgefüllt hat, wollte sie testen, ob sich überhaupt jemand bei ihr meldet.

Für Frauen ist das Ganze natürlich kostenlos. Und das heißt, anonym. Keine Zahlungsdetails bedeutet, keine Identifikation. Obwohl sie keinen Mann hat, den sie betrügen könnte, waren Rita absolute Anonymität und Unverbindlichkeit wichtig.

In ihrem Profil gab sie an, dass sie »in einer Beziehung« lebt. Die Ironie! Auf den Online-Partneragenturen geben Männer und Frauen an, dass sie Single sind und einen festen Partner suchen. In Wirklichkeit leben viele in einer Beziehung oder sind verheiratet und suchen eine Affäre. Bei ihr ist es umgekehrt.

Nur mal testen stimmt nicht. Natürlich sucht sie einen Mann. Punkt. Einen, der, wie sie es in ihrem Profil formuliert, so richtig lecker ist. Punkt. Mit dem sie eine tolle Nacht verbringt. Ganz unverbindlich. Von dem sie sich nach der Nacht verabschiedet mit den Worten: War nett, ach was, war klasse. Aber du weißt ja, ich bin gebunden. Nein! Wir sind beide gebunden. Keine falschen Erwartungen. Keiner wird enttäuscht.

Dass es so schnell geht, hat sie überrascht. *Perfectaffairs.de* schickt ihr täglich zwei Vorschläge von potenziellen Liebhabern, die ihrem Anforderungsprofil entsprechen. Gleichzeitig erhalten diese Kandidaten ihr Profil zugemailt. Zwei Tage nach der Anmeldung kamen die ersten Anfragen.

Die Auswahl fiel schwer. Schließlich gab sie sich einen Ruck – wer nicht wagt, der nicht gewinnt – und antwortete auf die E-Mail von *BillyRegal*. Er sah auf den Bildern gut aus, und seine E-Mail war sympathisch.

Guten Abend Cindy_42, was du in deinem Profil schreibst, gefällt mir sehr gut; ich bin verschwiegen wie ein Gentleman, fantasievoll und erotisch und würde dich gerne kennenlernen. Wenn du auch eine Abwechslung suchst, dann melde dich bitte. Liebe Grüße, Peter

Das klang harmlos, bis auf die Worte »verschwiegen« und »erotisch«. Das zeigt, um welche Art der Kontaktanfrage es sich handelt.

Aber Peter *in live* und ohne Sonnenbrille hat sich als Flop erwiesen. Wenn das Angebot hält, was es verspricht, bieten sich grenzenlose Möglichkeiten für *One-Night-Stands*, erotische Kurztrips und längerfristige Affären.

Sie wird die nächste Runde mitgehen, jetzt aussteigen wäre die falsche Strategie. Schön locker bleiben. Sie klickt auf das erste der beiden neuen Profile.

LaDolceVita. Klingt vielversprechend. Er hat sein Fotoalbum noch nicht für sie freigeschaltet. *Größe: 196 cm, Haare: dunkelbraun, Augen: gemischt.* Sein *Vorstellungstext* ist leer, die Fragen im Interview hat er beantwortet.

Was vermissen Sie im erotischen Teil Ihres Lebens?

Ich möchte nicht jeden Tag das Gleiche erfahren. Ich genieße lieber, als dass ich konsumiere.

Was schätzen andere an Ihnen?

Meine Zuverlässigkeit und mein Händchen für die wirklich schönen Dinge des Lebens.

Sie fährt mit der Maus über *Hier klicken. Foto jetzt anfordern.* Will sie wirklich wissen, wie er aussieht? Eigentlich nicht. Stattdessen doppelklickt sie auf das nächste Profil.

Längste_Praline hat einen *Vorstellungstext*, aber wieder keine Fotos freigeschaltet.

Überlege genau, was du willst, denn es könnte sein, dass du es exakt so bekommst!

Kluger Bursche. Sie überfliegt das Interview bis zur letzten Frage.

Was vermissen Sie im erotischen Teil Ihres Lebens?

Nichts Konkretes. Nach sieben Jahren Ehe vermisse ich allerdings die Abwechslung, die Spannung, das Prickeln. Ich denke, du weißt, was ich meine ...

Foto anfordern, oder nicht? Sie überfliegt das Interview ein zweites Mal.

Worauf sind Sie stolz?

Ich bin stolz, ein geregeltes und harmonisches Leben zu führen. Welche Art von Mensch möchten Sie auf Perfectaffairs.de *kennenlernen?*

Suche nach einer Geliebten auf Dauer. Ich möchte ab und zu die Nähe und Vertrautheit einer geliebten Partnerin spüren und den Beziehungsstress für eine Nacht oder ein paar Stunden vergessen.

Was sagt ihr Bauchgefühl? Kein Kribbeln. Morgen ist auch noch ein Tag. Neues Spiel, neues Glück.

Sie fährt den Computer runter und nimmt einen Schluck Tee. Lauwarm. Sie gießt den Rest aus der Thermoskanne dazu und schlürft in kleinen Schlucken.

Morgen würde sie nicht bis Mittag schlafen. Es ist Samstag, und sie hat viel vor. Termin beim Friseur. Ihr Bob braucht scharfe Konturen und eine Kastanientönung. Neue Schuhe, Winterstiefel, sexy, schwarz, mit Absatz. Lederhandschuhe, nicht warm, sondern schick. Tee aus dem Teeladen am Viktualienmarkt und Kuchen vom Gute-Erde-Stand. Nach Hause, Einkäufe abstellen und wieder los zur Maniküre in den Beauty-Shop am Goetheplatz. Was noch? Sie runzelt die Stirn und greift nach Papier und Stift.

Zuerst das *Revival* der Pokerrunde, dann ihre Anmeldung auf *Perfectaffairs*. Da ist sie, die Unternehmungslust von früher. Sie nimmt die Dinge in die Hand, riskiert was.

Alles ist wieder möglich.

3

Rita lehnt sich vor. Welche jetzt? Die mit Marzipan haben eine Pistazie oben drauf. Meistens. Ihre Hand zögert. Sie spielt mit dem Gedanken, auf der Pralinenschachtel nachzusehen. Bevor sich der Gedanke konkretisiert, hat sie bereits eine Ecke abgebissen. Blätterkrokant. Sie wirft die Praline in die Schachtel zurück.

Und jetzt? Die mit Walnuss oben drauf oder die in dem verführerischen Goldpapier. Vielleicht doch einen Blick auf die Beschreibung werfen. Sie hat sich wie ein Trüffelschwein durch Stines Pralinenschachtel gewühlt.

Stine ist in ihre Arbeit versunken. Zwischen den Augenbrauen steht eine Steilfalte, die zum Teil von den braunen Locken verdeckt wird. Typisch Stine, immer voll bei der Sache. Es hat etwas Meditatives, wie sie jeden Fussel einzeln von dem schwarzen Rolli abzupft und in einen kleinen Knäuel, der neben ihr auf dem Sofa liegt, steckt. Rita reckt sich wohlig.

»Du musst die Pralinen nicht essen. Ich habe noch Kekse.«

»Jetzt habe ich schon mit den Pralinen angefangen, obwohl ich mich jedes Mal frage, warum eigentlich. Von einer Schachtel schmecken mir höchstens zwei. Aber ich kann's nicht lassen. Vielleicht hat sich mein Geschmack geändert, und ich erlebe eine Überraschung. Oder die Pralinenmischungen schmecken endlich so gut, wie sie aussehen.«

»Gib rüber.«

»Ich habe alle angegessen.«

Stine zieht die Beine im Schneidersitz auf das Sofa.

»Egal, so sehe ich, was drin ist.«

Stine murmelt die Worte in sich hinein, ihr Kopf bleibt über den Pulli gebeugt.

»Ist das nicht der von damals, den ich immer ausgeliehen

habe, weil er mir so gut gefiel? Der hatte doch auch braune Holzknöpfe an der Seite.«

Stine dreht den Pulli um und sammelt die Fussel auf der Rückseite mit für ihre großen Hände überraschend feinen Bewegungen ein.

»Ja, den gibt es noch. Wenn ich mit ihm fertig bin, sieht er wie neu aus.«

Rita setzt ihren Fuß auf eine Holzente mit Rädern und rollt sie hin und her. Auf dem Wohnzimmerteppich liegen Legos, Puzzleteile und Perlen verstreut.

»Ich liebe diesen warmen Geruch, den der Vanille-Rooibos-Tee im ganzen Haus verströmt. So lecker. Ich habe das Gefühl, ich sitze in einem Berg Vanilleplätzchen. Leider schmeckt er nach rein gar nichts.«

Rita greift vorsichtig nach der vollen Teetasse, nimmt einen Schluck und verzieht das Gesicht.

»Nix, kein Geschmack. Verstehe nicht, warum du den trinkst.«

Stine zupft weiter Fussel, als hinge ihr Wohl, oder das ihrer Familie, von der Restaurierung des Pullis ab. Seit Kurzem sind da zwei tiefe Falten, die von der Nase zum Mund verlaufen und ihrem Gesicht eine permanente Müdigkeit geben. Sie ist schmal geworden, und ihr sonst praller Körper verschmilzt mit dem Sofa.

»Du bist blass.«

Stine zuckt die Schultern.

»Es ist halt immer viel los. Bei vier Kindern. Ich weiß nicht, wie ich das geschafft habe, als ich noch einen vollen Lehrauftrag an der Uni hatte.«

Sie lacht. Es klingt, als schnappe sie nach Luft.

Rita zögert. Sie haben wieder und wieder darüber gesprochen, aber sie hat nicht den Eindruck, dass es was bringt. Im Gegenteil. Die letzten Wochen ist Stine ihr aus dem Weg gegangen. Wenn sie nicht zu ihr nach Feldmoching rausgefahren wäre, hätten sie sich wieder nicht getroffen.

Stine legt den Pulli zusammen und greift nach der Pralinenschachtel.

»Es war eine gute Idee, unsere Pokerrunde wieder ins Leben zu rufen. Ich freue mich, die anderen zwei wieder zu sehen. Wir waren damals eine klasse Runde. Trotz allem. Dass wir die Pokerabende bei dir machen, ist ideal, so können Netti, Babs und ich eine Auszeit vom Familienleben nehmen. Dass Babs auch kommt, hat mich überrascht.«

Rita zuckt mit den Schultern.

»Stell dir vor, sie wollte eine Bentō-Box vom Japaner mitbringen. Zum Poker.«

Sie schenkt nach und flucht leise, als die Hälfte des Tees neben den Tassen landet.

»Trampel«, murmelt sie. Stine lacht.

Rita klatscht in die Hände und ruft: »Okay, bereit für Dienstag? Ich warne dich, ich bin immer noch eine fantastische Blufferin. Ich werde euch so was von ausziehen.«

Stine holt eine Packung Kekse aus der Küche.

»Wenn du damals richtiges Geld verloren hättest, müsstest du heute noch deine Schulden abarbeiten.«

»Da erinnerst du dich so was von falsch«, sagt Rita und trommelt mit den Fingern auf dem Tisch. »Obwohl, gegen Netti hatten wir alle schlechte Karten. Alte Pokersau! Das traut man ihr gar nicht zu. Sie wirkt so naiv.«

»Naiv vielleicht, aber definitiv nicht harmlos«, sagt Stine und wirft Rita die Kekspackung zu.

»Hier, wertvolle Ballaststoffe. Und jetzt erzähl mir, was sich auf deinem Sexportal tut. Mit allen schlüpfrigen Details. Lass dir Zeit, Hans und die Kinder sind nicht vor dem Abendessen zurück.«

Stine plumpst aufs Sofa und legt die Beine auf den Couchtisch.

»Ich höre!«

»Es gibt nix zu erzählen.« Rita reißt die Packung auf, nimmt eine Handvoll Kekse heraus und wirft die Packung zurück. Stine fängt sie mit einer Hand. Rita hebt die obere Hälfte eines Kekses ab, leckt die weiße Füllung zuerst von der einen, dann von der anderen Hälfte.

»Komm schon, gib zu, du erwartest eine heiße Pornostory.«

Stine zieht die Augenbrauen hoch.

»Reichen deine Erotikromane nicht mehr«, fragt Rita.

»Erzähl einem Hausmütterchen, was sich da draußen in der Welt tut.«

»Das ist kein Sexportal.«

Rita schaut von einer Kekshälfte zur anderen und überlegt, welche sie zuerst in den Mund schiebt.

»Das ist eine Seitensprungagentur, und die Männer dort wirken seriös – und sehr gutaussehend!« Sie wirft den Kopf zurück, lässt beide Kekshälften in den Mund fallen und schließt die Augen.

4

Es klingelt. Perfektes *Timing*. Rita ist vor zehn Minuten nach Hause gekommen. Genug Zeit, um ihren Power-Anzug à la Merkel mit einem Trainingsanzug zu tauschen. Schnell noch dicke Socken und Hausschuhe. Fertig.

Sie drückt den Türöffner für unten und öffnet die Wohnungstür. Dann dreht sie sich zur Anrichte und füllt die Dips für die Chips in Schälchen. Hoffentlich reichen die Chips. Früher hätten sie nicht gereicht. Babs hat sie mindestens fünf Jahre nicht mehr gesehen und Netti vielleicht zwei. Hoffentlich geht das gut.

»Immer, wenn ich dich besuche, nehme ich mir vor, das nächste Mal Turnschuhe anzuziehen. Das ist eine Steppstunde bis man bei dir oben ist.«

Stine holt Atem, zieht mit einem Griff Schal und Mantel aus und hängt sie an die Garderobe. Auf ihrem Gesicht liegt ein Regenfilm, und die Haare stehen wie ein Afrolook nach allen Seiten ab.

»Du bist fit, wenn du das täglich machst.«

»Geht so. Sauna ist die einzige Sportart, für die mein Herz schlägt«, sagt Rita.

Stine angelt sich einen Chip und dippt ihn in die Paprikasoße.

»Schmeckt das gut. Jetzt habe ich doch Hunger.«

»Hoffentlich kommen Netti und Babs nicht mit leerem Magen. Es gibt nur Chips und Dosenbier. Wie früher. Damit das Pokerfeeling aufkommt. Alles klar bei dir?«

»Im letzten Moment kommen immer tausend Dinge dazwischen, oder eins der Kinder braucht mich dringend.«

»Kannst du die Dips auf den Tisch stellen und die Dosen aus dem Kühlschrank holen?«

Die Klingel läutet Sturm.

»Das ist bestimmt Netti«, sagt Rita und drückt auf den Türöffner. Durch das Treppenhaus hallen Gesprächsfetzen.

»Die beiden kommen zusammen. Dann ist die Runde ja komplett.«

Nettis Lachen wird von schweren Schritten überlagert. Eine der beiden trägt Absätze mit Eisen verstärkt.

Wahrscheinlich Babs.

Bevor sie den Treppenabsatz erreicht haben, ruft Netti:

»Hast du Bier im Kühlschrank? Ich brauche dringend ein Sixpack. Pronto!«

»Schrei doch nicht so, du weckst das ganze Haus auf«, sagt Babs, während sie die letzte Stufe nimmt und an Rita vorbei in die Wohnung tritt.

»Hallo ihr beiden. Lange nicht gesehen. Wie geht's. Es tut richtig gut, euch wieder zu sehen.«

Babs Blick macht einmal die Runde und bleibt an der Küchenecke im Flur hängen.

»Bei dir hat sich aber auch gar nichts verändert, Ritalein. Genauso eng wie früher.«

Sie setzt sich, knöpft den Mantel auf und greift nach den Chips.

»Schön, dass du die Pokerrunde wieder ins Leben gerufen hast. Chips. Nein danke. Und was servierst du uns zum Abendessen? War nur ein Scherz. Du siehst blass aus, Stine, hast du abgenommen?«

Bevor Stine antworten kann, wendet sich Babs an Rita.

»Aber du hast definitiv abgenommen. Sag nicht, dass nicht. Ich habe einen Blick dafür. Um die Hüften. Treibst du inzwischen Sport?«

Rita nimmt Nettis Jacke und legt sie im Zimmer aufs Bett.

»Du kannst deinen Mantel auch hier reinlegen, dann wird es im Flur nicht so eng«, sagt sie zu Babs, während sie Netti und Stine eine Dose Bier zuwirft und eine dritte Dose auf den Tisch vor Babs stellt.

Babs hat sich null verändert. Klein, mit Bubikopf und knabenhaft schmal wirkt sie wie eine Abiturientin. Niemand käme auf die Idee, dass sie als Leiterin der Kreditabteilung Millionenbeträge verantwortet. Sie trägt einen Wintermantel im Armeestil dazu Lederstiefel von BOSS. Sie sieht aus wie eine entschärfte Version von Lisbeth Salander, der Protagonistin der Millennium Trilogie. Ohne Punkschnitt, Tattoos, Piercings oder angefressene Fingernägel. Ihre Nägel sind kurz, mit klarem Nagellack und sehr gepflegt. Babs geht mindestens einmal im Monat zur Maniküre, da ist sich Rita sicher.

Babs Haare sind dunkler als früher und ihr Gesicht kantiger, als ob es sich über die Jahre ihrem Wesen angepasst hat.

Rita reagiert nicht auf Babs Fragen, setzt sich und mischt die Karten.

»So, Ladys, auf geht's. Der Grundeinsatz liegt bei zehn Cent. *Fixed Limit.* Ich gebe. Wer Kleingeld braucht, kann es sich aus dem Glas auf meinem Schreibtisch holen. Wiedersehen macht Freude.«

Sie schaut auf.

»Ready?«

Die drei nicken. Stine wühlt in ihrem Geldbeutel, während Babs sich noch aufrechter hinsetzt und räuspert. Sie trägt immer noch ihren Mantel und sieht aus wie Napoleon kurz vor der Schlacht. Netti spielt mit ihren Fünfcentstücken, als wären es Pokerchips. Sie hat sie in Säulen vor sich aufgebaut, greift nach einer, hebt sie hoch und lässt sie Stück für Stück auf den Tisch zurückklackern. Und wieder von vorne. Ihr Pokergesicht lässt keine Regung erkennen. Rita grinst. Alles beim Alten.

Rita teilt in zwei Runden je eine geschlossene Karte aus, in der dritten Runde legt sie vor jede eine offene Karte auf den Tisch. Babs hat die niedrigste offene Karte.

»Du beginnst mit dem Setzen«, sagt Rita.

»Weiß ich doch«, antwortet Babs.

In drei weiteren Runden teilt Rita je eine offene Karte aus.

Jede Karte leitet eine neue Einsatzrunde ein. Die Spielerin mit der besten sichtbaren Hand beginnt jeweils mit dem Setzen. Nach der vierten Runde sind sie alle noch im Spiel. Anscheinend will keine beim ersten Spiel passen. Hartnäckig setzen sie, erhöhen oder gehen mit. Nur das Kauen der Chips ist zu hören und hin und wieder eine Dose, die auf den Tisch zurückgestellt wird. Rita teilt eine siebte und letzte Karte aus, die wie die ersten beiden verdeckt ist. Netti beginnt mit der letzten Bietrunde.

»Okay, Ladys, ready für den *Showdown*?"

»Netti, du siehst gefährlich harmlos aus. Und wenn ich mir dann noch deine vier offenen Karten ansehe, dann schwant mir Schlimmes«, sagt Stine. »Aber wenn du das hast, was ich befürchte, dass du es hast, dann verstehe ich nicht, warum du so vorsichtig erhöhst.«

»Hosen runter, Karten auf den Tisch«, ruft Rita.

Netti runzelt die Stirn und legt mit ruhiger Hand erst eine Pik-Zehn, dann ein Pik-Bube, eine Pik-Dame auf den Tisch. Rita, Babs und Stine schreien. Netti deckt die zwei letzten Karten für einen *Royal Flush* auf. Sie reißt die Arme hoch und lacht die Spannung hinaus, die sich während des Spiels in ihr angesammelt hat. Geschafft. Sie ist immer noch das größte Pokerass. Netti fährt mit einer ausholenden Bewegung des rechten Arms die Fünfcentstücke ein, als handle es sich dabei um einen Berg 500 Dollar Chips. Immer noch breit grinsend, schaut sie sich das Blatt ihrer Mitspielerinnen an.

»Babs, du hättest nie so lange mitgehen dürfen. Bei der miesen Hand. Gehst du bei deinen Bankgeschäften auch solche Risiken ein?«

»Mit deinem *Slow-Play* wolltest du genau das erreichen. Wir wären doch alle ausgestiegen, wenn wir geahnt hätten, dass du einen *Nuts* hast.«

Babs schiebt mit einem bedauernden Schulterzucken ihr Paar zusammen.

»Du hast genau so viel Glück wie früher.«

»Babsilein, nicht Glück allein. Poker zählt offiziell nicht als Glücksspiel. Bei 80 Prozent des Spiels geht's um Wahrscheinlichkeiten und Strategie! Und ich bin nun einmal ein strategisches Ausnahmetalent. Und *The World´s Greatest Bluffer*.«

»Wie früher. Wer gibt?«, fragt Babs.

»Immer die, die fragt«, kommt die Antwort im Chor.

Sie lachen. Es fühlt sich genauso an wie damals.

Rita ist froh, dass sie trotz der Bedenken auch Babs zur Pokerrunde eingeladen hat. Das Pokerspiel mit seinen Ritualen schafft einen Kokon, der sie schützt.

Als nach zwei Stunden die Gebote immer länger auf sich warten lassen, holt Rita aus dem Kühlschrank eine Schüssel Tiramisu und vier Löffel.

»Nachtisch, Ladys, den haben wir uns verdient. Macht Platz.«

»Ich habe euch mal wieder schön abgezockt«, sagt Netti und zieht die Schüssel zu sich. »*The winner takes it all.*«

»Nein danke. Tiramisu am Abend, das ist mir zu schwer«, sagt Babs und lehnt sich zurück.

»Willst du nicht endlich in ein größeres Apartment mit Küche umziehen? Wir kaufen uns demnächst ein Haus. Mit den zwei Kindern in einem Apartment, so ganz ohne Garten, das geht nicht. Uns fällt die Decke auf den Kopf.«

Sie zieht ihren Mantel aus und hängt ihn sorgfältig über die Stuhllehne.

»Jan wehrt sich zwar noch, aber bei den Preisen momentan. Wir bekommen nie wieder so günstig eine Villa in Bogenhausen.«

Rita und Stine schauen sie überrascht an.

»Könnt ihr euch das leisten?«, fragt Stine.

»Wir sind Doppelverdiener. Und unser Apartment ist abbezahlt. Klar, wir brauchen einen Kredit. Aber ich bekomme sehr günstiges Geld von meiner Bank. Ich sitze ja an der Quelle.«

Babs greift nach dem Kleingeld auf dem Tisch und lässt es durch die Finger gleiten.

»Jan will sich nicht verschulden. Ihm würde ein größeres Apartment in Haidhausen oder der Au genügen. Ihm gefällt, wenn ein Wohnviertel gewachsen ist. Ein Gemüseladen neben dem Weinladen, der neben dem Schuhmacher ist. Und um die Ecke eine Bar und ein Café. Als ob das für die Kinder wichtig ist.«

Jan. Rita greift nach der Schüssel und nimmt einen großen Löffel Tiramisu. Sie leckt den Löffel ab.

»Ich kann mir euch nicht in einer Protzvilla vorstellen. Stine, nimm auch was, sonst hat Netti gleich alles aufgegessen.«

»Darüber diskutiert ihr schon über ein halbes Jahr. Entscheidet doch endlich, dann ist das Thema vom Tisch. Es wird langweilig«, sagt Netti.

»Ich habe Jan bald so weit, und dann geht es schneller, als du denkst. Ob ihr euch das vorstellen könnt oder nicht.«

»Ist das wirklich, was du willst. In so einem Villenviertel hinter gepflegten Büschen und einem Zaun die Welt auf Abstand halten? So habe ich euch nie gesehen«, sagt Rita.

»Kein Wunder. Du lebst doch in einer Absteige. Die Übergangslösung nach deiner Scheidung ist zum Dauerzustand geworden. Rita, es gibt Menschen, die gehen mit dem Älterwerden Verpflichtungen ein. Sie haben eine Familie, Kinder. Da lebt man nicht einfach so in den Tag und knabbert Chips und Dips in der Essecke im Flur.«

Babs schaut Rita mit weit aufgerissenen Augen an. Netti kratzt die letzten Reste Tiramisu aus der Schüssel. Sie wird sich hier nicht einmischen. Stines Augen werden zu Schlitzen. Höchste Zeit, dass Rita sich wehrt.

»Wir werden uns in dem neuen Haus nicht hinter Hecken verstecken, sondern regelmäßig Abendessen veranstalten. Und genug Platz für unsere Freunde haben. Und für neue Freunde, das ist uns wichtig. Auch beruflich.«

Babs Stimme ist gegen Ende immer lauter geworden. Eine plötzliche Stille folgt.

Netti hängt immer noch in der Schüssel. Stine sitzt mit gerunzelter Stirn da. Sie will etwas sagen, beißt sich aber im letzten Moment auf die Unterlippe. Rita ist auf ihrem Stuhl nach unten gerutscht und schaut Babs mit ausdruckslosem Gesicht an.

»Was schaut ihr so betreten. Rita, ich habe das nicht böse gemeint. Das Projekt ist für Jan, mich und die Kinder der logische Schritt. Wir wollen uns vergrößern, und zwar im schönsten Viertel der Stadt. Auch wenn Jan momentan noch was anderes will.«

Netti lacht. »Aber du wirst ihn sicher bald so weit haben.«

Babs lacht mit. Rita rutscht tiefer.

»Apropos neues Projekt. Gibt es Neuigkeiten von dem Online-Portal? Wie war dein erstes Date, war das nicht neulich?«, fragt Netti.

Rita setzt sich langsam auf.

»Doch.«

»Und? Jetzt komm schon.«

»Der Kandidat heißt *BillyRegal* und bevor ihr jetzt aufgeregt werdet: Es ist nichts passiert. Netter Typ, aber langweilig. Den hätte ich im Supermarkt bei den Tiefkühlpizzen treffen können. Ich habe höhere Erwartungen an *Perfectaffairs.de.*«

»*Perfectaffairs*? Von der Online-Partneragentur habe ich noch nie gehört«, sagt Babs. »Obwohl, kein Wunder, bin ja schließlich eine verheiratete Frau.«

»Täusch dich nicht, Babsilein, Rita sucht auf einer Seitensprungagentur nach einem scharfen Date. Da sind nur verheiratete oder gebundene Männer. Und Frauen. Warum Rita sich dort nach einem Mann fürs Bett umschaut ...«

Netti schleckt den Rest vom Finger und lässt Rita nicht aus den Augen.

Rita räumt Schüssel und Löffel vom Tisch und sammelt die Karten ein. Als sie aufblickt, schauen Netti und Babs sie immer noch an.

»Also gut. Ich lerne in meinem Job im Hotel zwar Männer kennen, aber die sind tabu. Ihr könnt euch ja denken, warum. Einmal hat mir gereicht. Und ich suche keinen Partner zum Heiraten, das bringt nur wieder Probleme, und dafür fehlt mir der Kopf. Eine Affäre. Mehr braucht's nicht.«

»Da wünsche ich viel Spaß und noch mehr Sex«, sagt Netti.

»Ich kann kaum glauben, dass du ... das hätte ich dir nicht zugetraut. Bist du sicher, dass das anonym ist?«

»Babs, warum denn so fassungslos. Das ist in Zeiten des Internets doch normal. Wahrscheinlich würdest du dich wundern, wen du dort alles triffst«, sagt Rita.

»Natürlich habe ich davon gehört. Aber von dir hätte ich das nie gedacht. Wann ist dein nächstes Date, und was sind das für Typen? Zeig, lass uns mal online gehen«, sagt Babs.

»Ganz schön voyeuristisch. Weiß nicht, wann ich mein zweites Date habe. Ich werde, wenn ihr erst weg seid, auf *Perfectaffairs.de* gehen. Vielleicht hat sich inzwischen wieder einer gemeldet.

»Der Name *Perfectaffairs* lässt die Erwartungen ja mächtig in die Höhe schießen – PERFEKT, und das gleich im Plural«, sagt Stine.

Babs lacht.

»Genau. Als ob DIE perfekte Affäre existiert, irgendeinen Haken gibt's doch immer, sonst würde daraus über kurz oder lang eine richtige Beziehung werden – und schon ist es keine Affäre mehr ...«, sagt Babs. »Mich würde interessieren, was das für Frauen sind, die sich dort anmelden. Suchen die den schnellen Kick, oder wollen die was Längerfristiges? Und wenn sie erwischt werden? Im Netz oder beim Date. Oder trifft man sich gleich im Hotelzimmer?«

»Spielst du mit dem Gedanken, deinem Jan Hörner aufzusetzen«, fragt Stine.

»Habe ich nicht nötig. Bei uns läuft es im Schlafzimmer immer noch sehr gut.«

»Aha«, sagt Stine.

Rita steht auf, verschwindet im Zimmer und legt eine CD ein.

»Wenn ihr euch nicht gerade wegen einer Villa, die zum Verkauf steht, zofft«, ruft Netti dazwischen.

Babs lacht. Stine greift nach ihrem Mantel und Schal.

»Hört zu, es war wirklich schön mit euch, aber ich mach mich jetzt auf den Weg. Muss morgen mit den Kindern wieder früh raus.«

Babs springt auf und greift nach ihrem Mantel.

»Ich auch, es ist ja schon gleich elf Uhr! Ich habe morgen früh um acht ein Meeting. Es war wirklich sehr nett. Vielen Dank für die Einladung Rita. Nächste Woche, selbe Zeit, selber Ort? Netti, kommst du, ich kann dich nach Hause fahren.«

»Ich hätte Lust auf ein letztes Spiel, aber wenn ihr es eilig habt«, sagt Netti.

Rita sieht den drei vom Zimmer aus zu, wie sie sich anziehen. Als Babs auf sie zu kommt, stolpert sie unwillkürlich einen Schritt zurück.

»Tschüss, bleibt es bei Donnerstag um 18 Uhr in eurer Wellness-Oase? Nett, dass du mich mitnimmst.«

»Ja, ich habe reserviert. Frag am Hotelempfang, sie telefonieren mich dann an, und ich hole dich ab.«

Rita öffnet die Wohnungstür und küsst jeder beim Rausgehen auf die Wange. Sie drückt Stine fest und sagt: »Du warst heute Abend so ruhig. Alles klar bei dir?«

Stine dreht sich weg.

»Wir telefonieren.«

»Fahrt vorsichtig, es könnte glatt sein.«

5

Rita schließt die Wohnungstür und atmet aus. Alles gut gegangen. Zwischen ihr und Babs war es zwar nicht einfach, aber man muss auch mal einstecken können.

Sie ließ sich neulich am Telefon überreden, sie in die Wellness-Oase ihres Hotels mitzunehmen. Die Verwaltungsangestellten des Hotels dürfen einmal im Monat Externe einladen, in der Hoffnung, dass die Besucher eine feste Mitgliedschaft für den Wellness-Bereich erwerben. Sauna, Schwimmbad und Fitness Raum lassen sich mit den Hotelgästen nicht finanzieren. Sie hatte sich als Marketingleiterin für das Schnupperangebot stark gemacht. Bisher hatte sich die Aktion »Mitarbeiter werben Mitglieder« nicht ausgezahlt.

Vor dem Schlafengehen noch auf *Perfectaffairs* und die neuen Kandidaten evaluieren.

Die dampfende Teetasse neben sich fährt sie den Laptop hoch und wählt sich auf *Perfectaffairs.de* ein. *Cindy_42* hat eine neue Nachricht und zwei Kandidatenprofile.

Die E-Mail ist von *Sexmex*:

ein foto sagt mehr als tausend worte ...

Warum hast du dann keine Fotos in deinem Fotoalbum. Sie überfliegt das zusammenfassende Deckblatt seines Profils. Er wohnt im Stuttgarter Raum. Zu weit weg für ein unkompliziertes Treffen. Sie klickt auf *Sich verabschieden*, dann auf *Mit Kommentar* und schreibt:

Sorry, dein Profil klingt nett, aber du wohnst einfach zu weit weg. Ich wünsche dir viel Erfolg. Viele Grüße, Cindy

Anstand und Höflichkeit sind wichtig. Schließlich will sie auch anständig behandelt werden.

Als sie das Profil des neuen Kandidaten anklickt, packt sie Vorfreude. Sein *Alias* ist *Cyrano_11*. Er ist 1,85 Meter groß, hat hellbraune Haare und grau-blaue Augen. Er wohnt in München und lebt in einer festen Beziehung. Also nicht verheiratet. Sie liest sein Interview. Nett. Sehr nett. In seinem *Vorstellungstext* steht:

Freue mich auf prickelnde, ungezwungene, erotische, unterhaltsame, niveauvolle, humorvolle Stunden auf derselben Wellenlänge. Alles kann, nichts muss!!!!

Vielleicht ein paar Ausrufezeichen zu viel, aber ansonsten ok.

Wie würden Sie einem Blinden Ihr Äußeres beschreiben?
Groß, sportlich, mit sympathischem Lächeln.

In seinem erotischen Leben vermisst er *die Büffelherde im Bauch.* Er kann kochen, *gut sogar.* Und er will auf *Perfectaffairs* eine sinnliche Frau mit dem gewissen Etwas kennenlernen.

Er hat sein Foto nicht freigeschaltet. Sie klickt auf den Button, der ihn auffordert, sein Fotoalbum für sie freizuschalten. Sie ist gespannt. Was, wenn er den Button *Sich verabschieden* anklickt? Oder wenn er unsympathisch aussieht. Sie hätte warten sollen, bis er sie kontaktiert. Zu spät.

Sie gibt sich einen Ruck und schreibt *BillyRegal* eine Mail. Warum die Absage länger aufschieben? Sie sucht nach einer freundlichen Formulierung und bedankt sich für sein Interesse und den netten Abend. Dann kommt sie zur Sache und schreibt, dass sie kein Interesse an einem zweiten Date hat, weil von ihrer Seite die Chemie fehlt.

Gegen die Chemie ist jeder machtlos. Sie ist da oder nicht. Die Chemie kann nicht herbeigeredet werden, sie ist eine flüchtige Substanz. Wenn sie da ist, weiß niemand, warum. Und wenn sie fehlt, auch nicht. Niemand hat Schuld, keiner muss es persönlich nehmen. Soll heißen, sie hat keine Schuld, und er muss es nicht persönlich nehmen.

Sie lehnt sich zurück und schenkt dampfenden Tee nach. Ob *Cyrano_11* eine lange Nase hat? Auf jeden Fall klingt sein Profil nach einem echten Frauenverführer. Die Chemie könnte stimmen. Sie schaut auf die Uhr. Schon fast Mitternacht. Sie öffnet das zweite Profil.

Er heißt *profiversteher* und hat sein Bild für sie freigeschaltet. Ein Blick, und sie weiß, dass die Chemie fehlt. Allein von der Optik. Natürlich kann er sich im wirklichen Leben als richtig nett herausstellen. Aber »richtig nett« ist nicht, was sie sucht. Richtig nett kann sich bei näherem Kennenlernen in »mehr als nur nett« und dann in »könnte was Ernstes werden« verkehren.

Diesen Cocktail an Möglichkeiten hat sie mit ihrer Anmeldung auf *Perfectaffairs.de* im Keim erstickt. Sie bleibt bei ihrem Vorsatz. Bloß keine Komplexitäten.

Rita fährt den Computer runter, stellt Thermoskanne und Tasse in die Spüle und nimmt die Patchwork-Tagesdecke vom Bett. Sie macht das Licht aus und dreht sich auf die Seite. Es war indiskret, dass Netti das Thema auf *Perfectaffairs* gebracht hat. Typisch. Sie hätte am Telefon nichts erzählen sollen.

Sie hätte auch schlüpfrige Fragen nach Nettis Intimleben stellen sollen. Wenn es da überhaupt was zu enthüllen gibt. Sie sind keine Studentinnen mehr, die im Studentenwohnheim leben und jederzeit in der Gemeinschaftsküche am Ende des Flurs ihrem Traummann begegnen könnten.

Und die Zeit steht still, nichts ist mehr, wie es war.

Teil II

Play The Game

Mitgehen, Erhöhen, Aussteigen

6

Rita gibt Babs den Schlüssel für ein Schließfach. »Sauna, Dampfbad oder Saunarium?«

»Saunarium ist nicht heiß genug. So richtig schwitze ich nur in der Sauna.«

Babs holt aus ihrer Sporttasche einen Bürstenhandschuh und Plastikschlappen. Sie zieht sich mit schnellen, exakten Bewegungen aus. Den hellen Kamelhaarmantel, der so kuschelig ist, dass Rita ihr Gesicht reindrücken will. Das cremefarbige Wollkostüm von *Strenesse* mit weißer Seidenbluse. Die hauchdünnen Strumpfhosen von *Wolford* und die braunen Pumps. Babs legt die Uhr von *Patek Phillipe* in das Seitenfach ihrer Handtasche und wickelt ihre Perlohrringe in ein Papiertaschentuch, bevor sie sie in dasselbe Fach steckt.

Als sie in den weißen Bademantel des Hotels schlüpft, ist Rita noch in Unterwäsche und Seidenstrumpfhose und sucht in der Tiefe des Schließfachs die Saunaschlappen. Babs stellt sich hinter sie und mustert sie.

»Du hast abgenommen. Wusste ich es doch. Mindestens fünf Kilo.«

Rita wühlt weiter. Wo sind sie nur. Ihr Gewicht war früher ein heikles Thema. Endlich, da sind die Schlappen. Betont locker zieht sie die Strumpfhose aus, die eine Rille auf dem Bauch hinterlässt. Sie öffnet den BH, während Babs wartend neben ihr steht. Als die Unterhose dran ist, zögert sie und greift nach dem Bademantel. Sie schlüpft rein und zieht ihre Unterhose aus. Dann bindet sie den Gürtel und zieht ihn fest.

»Ich habe vor einigen Jahren aufgehört, mich zu wiegen. Außerdem trage ich jetzt andere Kleidung als damals, das macht auch was aus. Schlabberlook war gestern.«

Sie hält den imaginären Spiegel so, dass Babs darin erscheint, und lenkt von ihrem Körper ab.

»Du siehst eigentlich genauso aus wie damals. Hast dich überhaupt nicht verändert. Trotz deiner zwei Kinder.«

Babs geht in Richtung Duschen.

»Das war nicht leicht. Ich habe mit Teufelskrallen gegen Schwangerschaftsstreifen gekämpft. Ich war die letzten Monate vor den Geburten nur am Eincremen. Und mehrmals wöchentlich beim Schwimmen.«

»Das hat sich gelohnt.«

Rita seift sich ein.

»Da habe ich ohne Kinder deutlich mehr Schwanger-schaftsstreifen.«

Sie spricht aus, was Babs denkt.

Sie gehen aus der Dusche in die Sauna und legen sich auf die oberste Stufe. Sie sind allein. Am Donnerstagabend sind die Geschäftskunden des Hotels auf dem Weg nach Hause, und die Freizeitreisenden vom Wochenende noch nicht angekommen.

Sie sind früher, während des Studiums, regelmäßig zu viert in die Sauna gegangen. Es war ein Ritual. Drei Gänge, die immer auf der obersten Stufe anfingen, dann nach ungefähr zehn Minuten der Wechsel auf die mittlere Stufe, wo die abgestorbe-nen Hautschüppchen mit einem Saunahandschuh abgerubbelt wurden, nach fünfzehn Minuten raus, unter die kalte Dusche und in das Tauchbecken. Dabei wurde nie viel geredet.

Heute fängt Babs an zu reden, kaum dass sie sich auf den Handtüchern ausgestreckt haben. Dass sie kaum noch Zeit für sich hat. Wie sehr ihr Beruf und die zwei Kinder sie fordern. Dass sie keine Zeit zum Atemholen hat. Und wie toll sie es fin-det, dass sie jetzt einmal die Woche einen festen Termin außer Haus hat. Den Pokerabend.

»Bist du in deinem Job zufrieden?«, fragt sie Rita, als es Zeit ist, auf die mittlere Stufe zu wechseln.

»Wie meinst du?«

»Du machst seit Jahren dasselbe. Hast noch nie woanders gearbeitet. Das war praktisch, dass sie dich hier nach dem Studium aus dem Studentenjob in die Festanstellung übernommen haben. Aber hast du nicht das Gefühl, du verpasst etwas. Auch finanziell?«

Sie macht mit dem Borstenhandschuh langsame, kreisende Bewegungen.

»Bei mir waren die zwei großen Karriereschritte mit einem Wechsel des Arbeitgebers verbunden.«

»Babs, hör auf, mein Leben zu organisieren. Das hast du damals schon getan. Ich liebe meinen Beruf und dieses Hotel. Ich frag dich auch nicht, warum du seit fünfzehn Jahren mit demselben Mann Tisch und Bett teilst. Hast du nicht das Gefühl, du verpasst was?«

»Also bitte, wir sind verheiratet! Jan ist der Vater meiner Kinder. Was ist denn das für eine Argumentation.«

Rita schaut Babs zu, wie sie mit festen Bürstenstrichen ihre Beine abrubbelt. Zuerst die Knöchel, dann die Waden, die Knie, die Schenkelaußenseiten, die Innenseiten.

Babs ist im Schambereich komplett rasiert. Das ist neu. Das und ihre Figur lassen sie im Halbdunkeln wie eine Zwölfjährige aussehen. Damals hatten sie alle vier eine Bikinirasur. Zumindest im Sommer. Das haarlose Dreieck zieht Ritas Blick magisch an. Babs zieht spöttisch die Augenbrauen hoch.

»Urwald war gestern. Ist dir das noch nicht aufgefallen.«

Rita wird rot. Doppelt ertappt. Sie schaut auf ihren Urwald. Es ist Winter. Noch nicht einmal Bikinirasur. Beine ja, unter den Armen auch. Aber das dunkle Dreieck ist Teil ihres Geschlechts. Im Sommer schmaler, im Winter breiter, wenn sie das abrasiert, würde sie an Signalwirkung verlieren. Wäre weniger Frau. Allerdings fordern ihre Aktivitäten auf *Perfectaffairs* in letzter Konsequenz zumindest eine Bikinirasur. Trotz Winter.

Babs steht auf und wirft ihr Handtuch über die Schulter. »Außerdem fährt Jan darauf ab wie eine Rakete.«

Sie lacht und schaut sich nach Rita um.

»Kommst du? Zu lange Sauna ist nicht gut für die Haut. Zeit für eine kalte Dusche.«

Sie nehmen den Lift ins Parkhaus, die Haare feucht und die Gesichter immer noch rot. Wir sehen aus wie frisch poliert, denkt Rita, und fixiert Babs Bild im Spiegel. Sie hat dunkle Ringe unter den Augen.

Wenig oder schlechter Schlaf. Stress im Beruf. Oder in der Ehe?

»Grüße an Jan. Wie geht es ihm? Netti hat erzählt, dass er inzwischen in einer Marketingagentur arbeitet.«

»Sehr gut. Seitdem er die Leitung der Agentur übernommen hat, schaltet er seinen *BlackBerry* noch nicht einmal beim Abendessen aus. Das ewige Brummen macht mich wahnsinnig. Er liebt diesen kreativen Stress. Je mehr los, desto besser. Du kennst ihn ja.«

Rita weicht Babs Blick im Spiegel aus.

Endlich hält der Lift.

»Das hat gut getan. Vielen Dank für die Einladung. Lass uns das öfter machen.«

»Freut mich, dass es dir bei uns im Hotel gefallen hat. Komm gut nach Hause, bis zur nächsten Pokerrunde am Dienstag.«

Babs schließt den schneeweißen Familienvan auf und steigt ein. Sie winkt Rita mit drei Fingern zu.

»Bis dann.«

Rita nickt.

7

Das hat noch gefehlt. Rita wirft die Tasche in die Ecke und hängt den Mantel auf. Drei Saunagänge mit Babs, die wohl vergessen hat, dass Saunieren zum Abschalten und Entspannen ist. Nichts sagen, die Augen schließen oder dem Sand in der Sanduhr bei der Erdanziehung zusehen.

»Heiß hier.«

»Hm.«

Unter die kalte Dusche.

In den Ruheraum.

»Auf zur zweiten Runde.«

»Hm, hm.«

Das hat früher geklappt. Das wohlige Gefühl, das sie besonders in der kalten Jahreszeit nach einem Saunabesuch durchströmt, fehlt heute.

Sie öffnet eine Packung Schokokekse, sie sollte nicht, setzt das Teewasser auf und fährt den Computer hoch. Abendtoilette kommt, wenn überhaupt, später. Mit der einen Hand fischt sie einen Keks aus der Packung, während sie mit der anderen Hand die Maus nimmt und ihr Postfach auf *Perfectaffairs.de* öffnet.

Eine Nachricht, dass *Cyrano_11* sein Fotoalbum für sie freigeschaltet hat. Und ein neuer Kandidat, *Janus_8*, der ihr bereits eine Nachricht geschickt hat.

Das geht schnell hier. Zu schnell für ihren Geschmack.

Zuerst Bilder gucken. Hoffentlich hat *Cyrano_11* mehr als nur ein Bild online gestellt. Und bitte keine Sonnenbrille. Sie hält den Atem an und klickt auf *Fotoalbum*.

Sie atmet aus. Er hat drei Bilder in seinem Album, das erste ist ein Porträtbild. Ohne Sonnenbrille oder Schildmütze. Gesicht gut erkennbar. Sie geht mit dem Kopf nah an den Bildschirm. Der sieht aber gut aus! Sie lächelt zurück. Er hat in seinem Profil nicht zu viel versprochen, sein Lächeln ist sympathisch. Mehr noch. Charmant. Die grau-blauen Augen leuchten in seinem gebräunten Gesicht und umgarnen sie.

Sie reißt sich von seinem Blick los und klickt *Weiter* zum zweiten Bild. Sein Oberkörper ist bis zu den Oberschenkeln im Bild. Das Gesicht ist verschwommen, dafür kommen die muskulösen Oberarme in dem Biker-Shirt gut zur Geltung. Sie klickt *Weiter* zum letzten Bild. Er steht neben einem Mountainbike, hat den Helm auf und trinkt aus der Wasserflasche, den Kopf im Nacken. Ein Bild von einem Mann. Sie zögert. Hat sie sich vielleicht überschätzt?

Er würde jetzt ihr Fotoalbum sehen wollen. Wie wird Cyrano, der Biker, reagieren? Sie bringt ihre Bilder mit seinen vor ihrem inneren Auge zusammen. Passt das? Als der Bildschirm vor ihren Augen zu flimmern beginnt, reißt sie sich los und öffnet die Mail von *Cyrano_11.*

Hi liebe Unbekannte, gerne schalte ich meine Fotos für dich frei und hoffe natürlich, dass ich dir gefalle. Dein Profil klingt spannend. Ich stehe total auf Stier-Frauen, und Hotels finde ich auch eine faszinierende Welt voller Überraschungen. Bin beruflich öfter mal unterwegs und in Hotels. Du suchst eine unkomplizierte Affäre, genau wie ich. Lass mich deinen Cindy Crawford Schönheitsfleck küssen und deine von der Sauna samtweiche Haut berühren. Jetzt würde ich mich natürlich sehr freuen, wenn du deine Fotos für mich freischaltest. Bin schon sehr neugierig. Ciao, Mattes

Rita liest die E-Mail mehrmals. Sie gefällt ihr. Bis auf den Satz mit dem Schönheitsfleck und der samtweichen Haut. Das fühlt sich seltsam an. Auch wenn sie selbst diese Details in ihr Profil geschrieben hat unter

Das Besondere an mir ist ...

... dass ich einen Cindy Crawford Schönheitsfleck und eine samtweiche Haut habe. Woher das kommt? Sauna natürlich!

Sie ist sich so cool vorgekommen. Dann fand sie es bescheuert und löschte den Eintrag. Um es dann wieder einzutippen. Ihr fiel nichts ein, das sie an dieser Stelle hätte schreiben können. Und die Sätze haben offensichtlich ihren Zweck erfüllt. Sonst hätte Cyrano/Mattes womöglich seine Bilder nicht freigeschaltet. Jetzt muss sie Farbe bekennen.

Für *BillyRegal* hat sie ohne Bedenken ihr Fotoalbum freigeschaltet. Sie wusste, dass sie ihm gefällt und er ein Date vorschlagen würde. Das ist jetzt anders.

Sie klickt auf ihr *Fotoalbum* und mustert die Bilder, wie wenn sie sie zum ersten Mal sieht. Wie sie auf jemanden wie Cyrano wirken?

Das erste Bild ist ein Ganzkörperbild, das beim Wandern am Spitzingsee vor zwei Jahren von Stine aufgenommen wurde. Ihr Gesicht ist verschwommen, sie trägt eine Sonnenbrille und einen kleinen, runden Strohhut, den sie tief in die Stirn gezogen hat. Sie stemmt die Arme in die Seite, und das rechte Bein ist auf einem Felsvorsprung abgesetzt. Sie lacht, ihre Zähne strahlen. Sie trägt ein weites T-Shirt, Kniebundhosen, aus denen die nackten Beine rausschauen, und grobe Bergstiefel, die ihre Waden schmaler aussehen lassen. Sie ist braun gebrannt.

Rita mag das Bild. Sie wirkt so kraftvoll und dynamisch. Es war eigentlich das einzige Ganzkörperbild, das überhaupt in Frage kam.

Das zweite Bild ist ein Porträtfoto, das wie ein Bewerbungsbild aussieht. Dezent geschminkt, kaum Lippenstift. Weiße Bluse, oberster Knopf offen, graues Jackett und einen akkurat geschnittenen Bob frisch vom Friseur. Sie lächelt vorsichtig.

Dafür war sie von Netti in ihrem Fotoatelier mit professioneller Ausleuchtung in Szene gesetzt worden. Deshalb strahlen ihre braunen Augen, und wenn man genau hinsieht, erkennt man die grünen Flecken darin. Ihr Lächeln ist nicht so verkrampft wie sonst auf Fotos.

Das Bild steht auf der Internetseite des Hotels. Unter ihrem Namen steht »Leitung Marketing«, und darunter ihre Telefonnummer und E-Mail-Adresse. Das Bild erfüllt auf der Kontaktseite seine Funktion, und sie hat dafür von Kollegen Komplimente bekommen.

Sie hat gezögert, es auf *Perfectaffairs* zu laden. Sie wirkt so brav. Bis auf den Schönheitsfleck. Der hat was Freches. Er stört das geordnete Ganze gewaltig. Sinnlich. Vor allem in dem Kontext. Ohne den Schönheitsfleck hätte sie das Bild nicht reingestellt, und in ihrem *Perfectaffairs*-Fotoalbum wäre nur ein Bild gewesen: Rita am Berg.

Sie gibt sich einen Ruck und schaltet ihr Fotoalbum für Cyrano frei. Jetzt aussteigen gilt nicht. Vielleicht noch ein paar nette Zeilen dazu? Lieber abwarten, wie er auf ihre Bilder reagiert.

Und jetzt zum neuen Kandidaten, *Janus_8.*

Hi! Hab dich vorgeschlagen bekommen. Anscheinend ist Perfectaffairs der Überzeugung, dass wir ideal zusammenpassen. Schau dir mal mein Profil an, und melde dich. Dein Profil hat mir gut gefallen. Besonders dein Cindy Crawford Schönheitsfleck hat es mir angetan ;-). Ich habe mein Fotoalbum für dich freigeschaltet und freue mich, wenn ich deins auch zu sehen bekomme. Bis bald, Janus

Du gehst ganz schön ran, Bursche. Aber sympathisch. Eigentlich. Und wieder ihr Leberfleck. Sie klickt auf sein Fotoalbum und ist enttäuscht, dass er nur ein Bild hat.

Sein Kopf, der nach unten schaut, im Profil. Weiche Linien, keine Sonnenbrille. Ihr erster Gedanke ist, dass sie noch nie so ein schönes Foto gesehen hat.

Das Gesicht ist vollkommen entspannt. Der leichte Blaustich des Hintergrunds ist sorgfältig gewählt, denn vor ihm setzen die dunklen Haare und Augenbrauen klare Akzente. Über der hohen Stirn stehen die Haare wie bei einem Irokesen nach oben. Die Wimpern, die fast auf den Wangen ruhen, sind von einer Lichtaura umgeben. Die Gesichtslinie endet in einem ausgeprägten Kinn. Der Mund lächelt vielleicht, aber nur leicht, denn es sind keine Fältchen zu sehen. Die Nase wirkt im Profil zu groß.

Die Person erinnert an ein Tier. Ein Luchs, ein Fuchs oder ein Wolf. Gleichzeitig ist das Bild voller Sanftmut. Ein schlafender Wolf.

Wahrscheinlich ist es der künstlerischen Qualität des Fotos zuzuschreiben, dass sie ihn nicht gleich erkennt, denn später versteht sie nicht, warum es so lange gedauert hat. Etwas in ihr sträubt sich gegen das Erkennen.

Es ist eindeutig. *Janus_8* ist Jan.

Babs Mann.

Ihr Blick wendet sich betroffen ab. Sie greift nach der Teetasse, ihre Hand zittert. Der Tee ist kalt. Sie steht auf, schüttet ihn in die Spüle und schenkt aus der Thermoskanne nach. Sie schlürft den Tee im Stehen. Aus der Distanz schaut sie auf den Bildschirm, ohne dabei zu fokussieren. Bloß keine Verbindung zulassen und die Realität hinter dem Bild spüren müssen.

Sie fühlt sich doppelt ertappt. Sie hier auf *Perfectaffairs*. Und dabei ertappt, wie sie Jan ertappt. Sie stellt die Tasse auf den Schreibtisch und setzt sich. Ihre Knie zittern und ihr ist schlecht. Jans Gesicht verschwimmt, ihre Gedanken wandern zurück.

Damals. Eine andere Zeit.

Paul fand Jan von Anfang an undurchsichtig und eitel. Kein Wunder, dass ihr Mann diesen »jungen Schnösel«, wie er Jan nannte, den die Azubis so sexy fanden, überkritisch sah. An den Tagen, an denen Jan am Empfang jobbte, umfing die Rezeption eine elektrisierende Spannung. Es wurde mehr gelacht, sich in Szene gesetzt, gestrahlt. Jan hatte diese Wirkung. Selbst auf die bodenständige Rita sprang der Funke über, und Paul spürte das.

Hallo. Was machst du denn hier. So ein Zufall. Lange nicht gesehen.

8

Was für ein beschissener Arbeitstag. Schon 19 Uhr und kein Ende in Sicht. Ein Meeting nach dem anderen, und jetzt E-Mails abarbeiten. Rita lässt sich in den Schreibtischsessel plumpsen.

Sie könnte im Hotel zu Abend essen, bevor sie sich an die Spätschicht macht. Das Essen für Hotelangestellte ist günstig und vor allem gut. Sie verbringt so viel Zeit hier, dass der Werbeslogan für Hotels, *Home Away From Home*, wie ihr Lebensmotto klingt.

Aber es ist kein Zuhause. Die Menschen, mit denen sie mittags und oft abends beim Essen sitzt, sind ihre Kollegen. Keine Freunde, keine Verwandte, im besten Fall gute Bekannte, mit denen sie teilweise seit über fünfzehn Jahren zusammenarbeitet.

Überall Bekannte oder »Kontakte«, wie sie im Internet genannt werden.

Neulich wurde sie auf *Stayfriends* von Caroline, einer Mitschülerin aus dem Gymnasium, »kontaktiert«. Rita hatte seit der Schulzeit keinen Kontakt zu ihr und erinnerte sich nur vage an sie. Sie las die E-Mail wieder und wieder durch und wusste nicht, wie sie reagieren soll. Welche Erwartung hatte Caroline an sie?

Hallo Rita!!!!!!!

Das freut mich riesig, dich hier zu finden!!! Wie geht es dir? Wo hat es dich hin verschlagen, und was treibst du so? Ich hab ja keine Ahnung, ob du irgendetwas von mir weißt ... hab zwei Kinder, bin glücklich geschieden und fühl mich ziemlich wohl in meinem Leben, wie es geworden ist ... Und du??? Bin neugierig ... Alles Liebe, Caro

Rita antwortete nicht, die E-Mail ging ihr aber nicht aus dem Kopf. *Wo hat es dich hinverschlagen ... fühl mich ziemlich wohl in meinem Leben ... glücklich geschieden ...*

Sie dachte immer öfter an Babs und Netti und die Poker-runde von früher. Das war ewig her, seitdem ist viel passiert. Schließlich griff sie zum Telefon. Zuerst rief sie Stine an und fragte, was sie davon hält. Ihre Reaktion war verhalten, aber dann sagte sie, warum nicht. Dann kontaktierte sie Netti und Babs, die von der Idee begeistert waren.

Das war einfach. Sie war so in Schwung, dass sie die Dinge vollends in Angriff nahm und sich zum Spaß auf *Perfectaffairs.de* anmeldete. Mehr Aktivität auch in diesem Bereich konnte nicht schaden. Sie ahnte nicht, welche Auswirkungen das haben würde.

Während des Meetings mit ihrer Werbeagentur fiel es ihr schwer, sich zu konzentrieren. Vor ihrem inneren Auge tauchte ständig Jans Bild auf. Sie hat gestern Abend seine E-Mail weggeklickt, ohne zu antworten, ebenso wenig las sie sein Profil auf *Perfectaffairs*. Heute rätselte sie den ganzen Tag, was in seinem Profil steht. Sie war nervös, trank zu viel Kaffee und konnte nichts essen. Wäre nicht das Meeting mit der Agentur gewesen, hätte sie sich gegen Mittag krankgemeldet und wäre nach Hause gegangen.

Der Kopf der Werbeagentur war persönlich gekommen, um das neue Kundenbindungskonzept für Premium-Kunden vor-zustellen. Während seiner Präsentation stellte sie sich ihn auf *Perfectaffairs.de* vor. Welche Fotos er in seinem Fotoalbum hat. Ob er eine Sonnenbrille trägt, wie er im Biker-Shirt aussieht, und ob sie ihn anschreiben würde.

Warum haben alle Marketingmänner Gel im Haar und die Haare nach hinten oder steil nach oben gekämmt? Soll dyna-misch und jugendlich wirken, aber macht sie zu Bubis. Außer Jan, an ihm sieht diese Frisur klasse aus. Schon wieder Jan.

Der Agenturchef schaute sie fragend an. Er interpretierte den Ausdruck auf ihrem Gesicht falsch. Seinem Juniorkollegen waren ihre Blicke nicht entgangen, er passte sich der Situation an und flirtete hemmungslos mit ihr. Er war über zehn Jahre jünger als sie, trotzdem kam sie zu dem Schluss, dass sie auf *Perfectaffairs* ihr Fotoalbum für ihn freischalten würde. Ihm würde ihr Cindy Crawford Schönheitsfleck gefallen, da ist sie sicher.

Meilengutschrift auf der Vielfliegerkarte, ein Abo der Hochglanz-Hauszeitschrift, zusätzliche Sammelpunkte für jede gebuchte Nacht, die im hauseigenen Sternerestaurant oder in der Wellness-Oase einzulösen sind, vergünstigte Karten für Musicals, Wochenendspecials im Doppelzimmer, damit die Gattin auch mal in den Genuss eines 5-Sterne-Hotels kommt. Oder die Geliebte.

Ihre Gedanken flogen davon.

Der Maßnahmenkatalog zur Kundenbindung enthielt keine Überraschungen. So würde sie die vorgegebene Bettenauslastung nie erreichen.

Sie scannt ihr Postfach nach Mails, die vor dem Wochenende beantwortet werden müssen.

Sieht eigentlich ganz gut aus, dieser Werbeboss. Trotz Tim&Struppi-Look. Das ist ihr noch nie aufgefallen, obwohl sie seit zwei Jahren zusammen Projekte machen. Wahrscheinlich, weil er einen Ehering trägt. Seit sie auf *Perfectaffairs* ist, hat dieser Ring eine neue Signalwirkung: Offen für Abenteuer.

Sie scrollt zum zweiten Mal die E-Mails runter und gibt auf. Heute geht nichts mehr. Sie schließt ihr *Outlook*. Ob Cyrano auf die Bilder, die sie gestern Abend für ihn freigeschaltet hat, geantwortet hat? Durch die Geschichte mit Jan ist der durchtrainierte Biker in den Hintergrund gerückt.

Plötzlich will sie nicht mehr warten, bis sie zu Hause ist und geht auf *Perfectaffairs.de*, obwohl sie sich vorgenommen hat, nie vom Büro aus auf die Seitensprungagentur zu gehen. Das sind zwei Bereiche ihres Lebens, die sie trennt.

Wenn ihre Bilder ihm gefallen, kann sie, wenn sie sich beeilt, ein Date für Montag ausmachen. Dienstag ist Pokerabend, und bis Mittwoch warten, scheint unmöglich.

Im Postfach warten eine E-Mail von Cyrano und ein neuer

Kandidat. Ritas Hand umklammert die Maus. Hastig öffnet sie die Mail.

Hallo du mit dem Schönheitsfleck! Deine Fotos gefallen mir sehr gut. Ich gehe mal davon aus, dass dir meine auch gefallen, du hättest mir sonst deine sicher nicht freigeschaltet: Hättest du nächste Woche Zeit? Ciao, Mattes

Na also. Sie klickt auf *Antworten*.

... wie sieht es bei dir am Montag aus. Ich kann ab 20 Uhr. Kennst du die Tapas Bar in der Balanstraße in Haidhausen? Viele Grüße, Rita

Kurz und knapp. Sie sucht keine Brieffreundschaft. Inzwischen bewegt sie sich auf *Perfectaffairs.de* sicher. Als befände sie sich in ihrer Stammkneipe. Hallo, wie geht's, auch mal wieder hier ... hast du übrigens Zeit am Montag? Ja klar, na dann ... bis dann ...

Es kribbelt sie, das Profil des neuen Kandidaten anzusehen, aber sie zwingt sich, *Perfectaffairs* zu schließen. Das Problem Jan schiebt sie weg. Kein Stress. Einfach nicht reagieren. Es ist nicht ihr Problem, wenn sexy Jan neben seiner Babsi andere Vergnügungen sucht.

Sie fährt den Computer runter, ordnet die bunten Projektmappen in die verschiedenen Fächer und trägt die Kaffeetasse in die Küche. Sie nimmt ihren Mantel und die Tasche, macht das Licht aus und geht den Flur hinunter. Die Verwaltungsabteilung des Hotels ist ausgestorben. Sie ist mal wieder die Letzte.

Sie nimmt nicht den Lift zum Personaleingang im Untergeschoss, sondern die große Treppe ins Foyer.

Sie liebt die Stimmung um diese Zeit. Die blank polierten Lüster glitzern und einige Hotelgäste sind in Abendkleidung auf dem Weg zu einer Veranstaltung. Der Zimmerservice kommt ihr in gesetzter Eile entgegen, einen Champagnerkübel im Arm. Geschäftige Stille, in der Luft ein unausgesprochenes Begehren.

Während sie die Haupttreppe hinuntergeht, genießt sie jeden Schritt in dem flauschigen Teppich. Ihre Fingerspitzen berühren zart das Treppengeländer, es riecht nach Wärme und Parfum.

Das Gefühl des Luxus und der verhaltenen Lebensfreude beruhigt sie wie eine Droge.

Ihr Hotel. Ein perfekt funktionierender Organismus. Hier ist sie sicher.

Rita geht durch die Eingangshalle an der Rezeption vorbei und nickt dem Empfang zu. Hier hat sie als Studentin gejobbt und Paul kennengelernt.

Hätte jemand ihr damals gesagt, dass ihre Ehe mit ihm nur zwei Jahre hält, hätte sie energisch den Kopf geschüttelt und gelacht. Sie ist nicht impulsiv, schon gar nicht in Gefühlsdingen.

Vor dem Ausgang stockt ihr Schritt. Sie will sich zur Rezeption umdrehen und der Rita von damals zuwinken. Kompetent und effizient. Davon überzeugt, dass die Hochzeit sie für immer mit Paul verbindet, so Zu Hause in ihrem Gefühl für ihn, dass sie glaubt, nichts könne sie je verunsichern.

Sie geht durch die Drehtür und lächelt dem Portier zu. Er lächelt zurück und verabschiedet sie mit jener Mischung aus Vertrautheit und Respekt, die er für die *VIPs* dieser Welt reserviert.

»Schönes Wochenende, bis Montag.«

9

Sie sieht mit Duschkappe wie eine altjüngferliche Tante aus. Hauptsache ihr Bob wird nicht nass, sie hat keine Zeit, ihn nach dem Duschen zu föhnen. In einer Stunde muss sie los. Sie braucht höchstens 15 Minuten nach Haidhausen, aber die Parkplatzsuche ist um diese Zeit schwierig. Und sie darf auf keinen Fall zu ihrem ersten Date mit Cyrano zu spät kommen. Mattes. Das muss sie sich merken. Sie darf ihn nicht mit seinem *Alias* ansprechen. Wäre peinlich. Wenn Mattes überhaupt sein richtiger Name ist. Schließlich sind die Kandidaten *inkognito* unterwegs und haben was zu verlieren. Das macht einen Teil des Reizes aus.

Sie trocknet sich ab und cremt sich mit kreisenden Bewegungen ein. Die Körpermilch riecht nach sauberer Bettwäsche. *White Linnen.* Sie liebt diesen Duft und kann sich nicht erklären, warum der Geruch nach frischer Sauberkeit so antörnt.

Sie wählt einen Spitzen-BH, der ihre Brüste nach oben und vorne pusht. Da sie kein passendes weißes Spitzenhöschen hat, wählt sie einen schlichten Baumwolltanga. Sie hat unter der Dusche ihre Schamhaare in Form rasiert. Zufrieden prüft sie das exakt gleichschenklige Dreieck zwischen den Beinen. Sie zögert, ob sie die Schamhaare kürzer stutzen soll, und entscheidet sich dagegen. Wenn sie zu kurz sind, kräuseln sie sich nicht zu einem fein geknüpften Bettvorleger, sondern stehen borstig ab. Dann lieber Glattrasur.

Sie zieht ein dunkelgraues Kleid mit weißen, geometrischen Zeichen über. Es schmiegt sich an ihre Hüften, ohne sie einzuzuengen, hat einen Ausschnitt und ist knielang. Seidenstrümpfe und schwarze Pumps. Fertig. Sie entscheidet sich gegen die Perlenkette und wählt rote Kirschohrringe, die an einem winzigen goldenen Stil hängen.

Ihre Nägel sind kurz und mit rosa Nagellack. Immer dasselbe Rosa. Wenn ein Hersteller die Farbe aus dem Sortiment nimmt, sucht sie so lange, bis sie ein ähnliches Rosa findet. Sie bedauert, dass rosa Nagellack aus der Mode ist. Feuerrot, silber, weinrot, schwarz oder, wie diesen Winter, dunkellila, genannt *Plum*. Diese Farben verdrängen regelmäßig ihr Rosa.

Rita cremt ihre Hände ein. Kein Anbieter am Markt scheint sich vorstellen zu können, dass es so etwas wie einen gleichbleibenden Geschmack gibt. Ein Bedürfnis, das über Jahre hinweg dasselbe ist und befriedigt werden will.

Rita hätte für genau ihr Rosa ohne mit der Wimper zu zucken das Doppelte und Dreifache bezahlt. Aber nach spätestens zwei Jahren verschwindet ihre Farbe aus der Palette. Das scheint außer ihr niemand zu stören. Die Verkäuferinnen schauen sie jedenfalls verständnislos an.

Sie geht ein letztes Mal zum Spiegel, prüft Wimperntusche und grauen Kajal und legt rosa *Lipgloss* nach. Sie ist zufrieden, dass sie sich gegen *Rouge* entschieden hat, auch wenn sie blass aussieht. Das macht sie zerbrechlich und eigentlich auch sinnlicher.

Zum Schluss vor den Ganzkörperspiegel, sie dreht sich halb nach rechts, dann nach links, etwas *J'adore* aufsprühen, dann ist es Zeit. Rita nimmt ihre Handtasche in die eine, den Mantel in die andere Hand und schlägt die Wohnungstür hinter sich zu.

Als die Tür ins Schloss fällt, schießt ihr durch den Kopf, dass sie Cyranos Profil überfliegen wollte, um Gesprächsthemen zu finden. In ihrem Kopf vermischen sich die Antworten der Kandidaten, und über Cyrano weiß sie nicht mehr, als dass sein Profil ihr gefallen hat. Und dass er auf den Fotos gut aussieht.

Dabei geht sie nie unvorbereitet in Meetings.

Sie bleibt am Treppenabsatz stehen. Sie erinnert sich nicht einmal daran, was er auf die Frage, was das Besondere an ihm ist, geantwortet hat.

Mensch Rita. Dein zweites Date, und schon glaubst du, mit Improvisieren schaffst du es an den *Final Table*.

Rita steigt aus dem Auto und sieht von Weitem einen Mann neben dem Eingang des Restaurants stehen. Sie zwingt sich zur Ruhe, obwohl sie am ganzen Körper die Aufregung packt. Sie hängt ihre Handtasche über die Schulter, steckt die Hände in die Manteltaschen und geht mit langsamen Schritten auf ihn zu. Ein erwartungsvolles Lächeln erscheint auf ihrem Gesicht, und als sie vor Cyrano zum Stehen kommt, suchen ihre Augen seinen Blick. Er lächelt zurück.

»Hallo, ich glaube, wir sind miteinander verabredet?«

Ohne ihre Antwort abzuwarten, beugt er sich zu ihr hinunter und küsst sie auf die Wangen. Er riecht gut. Nach Rasierwasser und noch etwas. Schweiß. Er ist auch aufgeregt.

»Ja, das glaube ich auch. Schön, dass du mich erkannt hast, du siehst auch wie auf den Bildern aus. Gehen wir rein? Kennst du die Tapas Bar, oder bist du zum ersten Mal hier?«

Er hält die Tür auf.

»Das erste Mal. Ich habe gehört, es soll nett sein. An die Bar oder an einen Tisch?«

»Egal. Lieber Bar.«

An der Bar lässt sich besser flirten. Man kann sich mit den Barhockern näher kommen, ohne aufdringlich zu wirken. Am Tisch sitzen sie sich gegenüber, und bei so einem Treffen wird er nie ihre Hand nehmen. Schließlich ist es kein romantisches Date.

Der Abend ist schon entschieden. Seit dem Begrüßungskuss weiß ihr Körper, was er will.

Er nimmt ihr den Mantel ab und hängt ihn mit seiner Lederjacke an die Garderobe bei der Tür. Er kommt mit langen Schritten zur Bar und gleitet neben sie auf den Barhocker. Rita lässt ihn nicht aus den Augen.

»Wie funktioniert das hier. Man isst also den ganzen Abend nur Tapas? Was trinkst du?«

Sein Blick hängt an ihren Brüsten und wandert die Hüften entlang nach unten zu den Knien. Ihr Kleid ist nach oben gerutscht, als sie auf den Barhocker stieg.

Die Würfel sind gefallen.

Das Kribbeln wandert in den Kopf, und sie fühlt sich benebelt. Beschwipst. Sie hört ein Summen. Das ist die perfekte Welle, das ist der perfekte Tag.

»Spanischer Rotwein. Eine Karaffe von dem spanischen Hauswein, den sie hier haben.«

Sie lacht aus purer Vorfreude. Sein Blick ist wieder nach oben gewandert. Sie weicht aus.

»An der Bar stehen die Tapas mit jeweils einer Nummer. Du nimmst einen Zettel und schreibst die Nummern auf. Aber Vorsicht, die Portionen sind groß, und man bestellt mehr als man essen kann.«

Sie schlendern die Bar entlang. Er fragt sie nach ihren Empfehlungen. Sie bleibt vor jeder Tapa stehen und erklärt die Zutaten. Er folgt dicht hinter ihr, und jedes Mal, wenn sie vor der nächsten Tapa hält, kommt er näher, bis sie am Ende der Bar so dicht beieinanderstehen, dass sich ihre Körper berühren.

»Und zuletzt der Klassiker. *Patatas Bravas.* Scharf gewürzte Kartoffeln mit Knoblauchmajo. Eigentlich ein Muss. Wenn man Knoblauch mag.«

Sie schaut ihn abwartend an.

»Das mache ich von dir abhängig. Magst du Knoblauch?«

Er grinst. Seine Pupillen sind erweitert, und seine Augen wirken schwarz.

»Tapas ohne *Patatas Bravas* geht eigentlich nicht. Das ist wie bayerisch essen ohne Knödel.«

Er schreibt die Nummer auf.

»Das dürfte reichen. Wir können später eine zweite Runde machen«, sagt sie.

Sie hat keine Lust, die Berührung aufzugeben und sinkt tiefer in ihn hinein, bevor sie den Kontakt bricht und Richtung Barhocker davongeht. Dabei wendet sie den Kopf. Ein Lächeln umspielt ihr Gesicht. Er schaut ihr hinterher, bevor er sich einen Ruck gibt und folgt.

An ihrem Platz steht eine Karaffe Wein und zwei Gläser. Er schenkt ein. Sie stoßen an. Sie fragt, ob der Wein ihm schmeckt.

»Solider Hauswein. Gut zum Essen«, antwortet er.

Meint er das als Kritik? Er wirkt entspannt und zufrieden. Seine Finger spielen mit dem Weinglas. Die breiten Hände, die kräftigen Finger und der zerbrechliche Stil. Sie hat keinen Hunger mehr und möchte mit ihm alleine sein.

»Und, bist du schon lange auf *Perfectaffairs*?«

Sie räuspert sich und schiebt eine Haarsträhne hinters Ohr. Was ist lange? Ein Date, kein Sex bisher.

»Geht so. Und du?«

Eigentlich interessiert sie seine Antwort nicht.

»Nicht wirklich. Wie sind deine Erfahrungen?«

Bevor sie antwortet, kommen die Tapas, die der Barkeeper um sie herum auf der Bar gruppiert. Sie ergreift die Chance und wechselt das Thema.

»Die Tortilla gehört dir, ich mag das spanische Kartoffel-Ei-Omelette nicht. Der geräucherte Schinken ist ein Gedicht. Der *Jamón Serrano* schmeckt richtig blutig. Lecker!«

Rita lädt sich den Teller voll. Mattes nimmt das Stück Tortilla und schöpft sich von jeder Tapa. Er isst mit offensichtlichem Appetit.

»Stimmt, der Schinken schmeckt blutig!«

Er beobachtet ihren Mund beim Kauen. Sein Blick bleibt an dem Cindy Crawford Schönheitsfleck hängen.

»Der ist außergewöhnlich. Steht dir gut.«

Rita greift automatisch an den Fleck knapp über der Oberlippe links.

»Danke.«

Sie nimmt einen Shrimp und beißt hinein.

»Lecker. Ganz schön viel Knofi.«

Sie greift nach einem zweiten Shrimp. Mattes beobachtet jede ihrer Bewegungen. Das hätte sie früher verunsichert. Der Shrimp wäre ihr wahrscheinlich aus den Fingern geglitten, und bei dem Versuch, ihn festzuhalten, hätte sie das Glas Wein umgeschüttet. Sie erwidert seinen Blick, während sie langsam in den Shrimp beißt. Sie erinnert sich nicht, jemals ein Date so entspannt genossen zu haben. Welche Rolle spielt sie gerade?

»Wo gehst du sonst hin, wenn du ausgehst?« fragt Rita und wischt sich mit der Serviette Mayo aus dem Mundwinkel.

»Unterschiedlich. Kommt drauf an.«

Sie will »auf was« fragen, lässt es aber. Sie ist seinen Fragen zu *Perfectaffairs* ausgewichen, und jetzt blockt er ihre ab. Er hat Angst, ihr zufällig über den Weg zu laufen, wenn er mit seiner Freundin oder seinen Freunden unterwegs ist. Sie versetzt sich in seine Situation. Er geht ein Risiko ein, wenn es auch unwahrscheinlich ist, dass er hier jemanden trifft, den er kennt. Schließlich war er noch nie in dieser Bar.

Plötzlich ist ihr die Frage peinlich, und sie hätte sie gerne zurückgenommen. Völlig indiskret. In diesem Kontext.

Welches Thema ist unverfänglich? In dieser Situation. Da fragt er unvermittelt, wo sie wohnt.

»Südlich vom Glockenbachviertel.«

»Nette Ecke, wohnlicher als der Rest des Glockenbachs.«

»Stimmt. Liegt ein wenig abseits von der Ausgehmeile.«

Normalerweise würde sie ihn fragen, wo er wohnt. Abwarten, ob er die Information anbietet.

»Naja, ich wohne in Sendling«, sagt er zögernd.

»Schöne Wohngegend. Solide, aber eigentlich nicht ohne Charme.«

Er nickt mit vollem Mund.

Sie nimmt einen Schluck Wein und wartet. Er wechselt das Thema.

»Du gehst also gern in die Sauna. Wie ich. Ich finde auch, dass sich die Haut nach der Sauna spitze anfühlt. Und nach dem Sport ist es für die Muskeln ideal.«

»Du bist Biker?«

»Im Sommer. Im Winter gehe ich ins Fitness-Studio oder fahre Ski. Fährst du Ski?«

»Früher mal.«

»Und biken?«

»Im Stadtgebiet. Biken kann man das nicht nennen. Fahrrad fahren. So praktisch in München, auf den Fahrradwegen. Im Sommer.«

»Treibst du Sport?«

Sie stürzt sich in die Antwort.

»Schwimmen. Ich schwimme. Ich arbeite in einem Hotel, und dort gehe ich regelmäßig ins Hallenbad.«

Regelmäßig einmal die Woche. Maximal.

»Wie praktisch. Ein fast privates Fitness-Studio am Arbeitsplatz. Was arbeitest du im Hotel. An der Rezeption?«

»Das fragt jeder, wenn ich erzähle, dass ich im Hotel arbeite. Ich verantworte das Marketing, mein Büro ist im Verwaltungsbereich des Hotels. Und du, was machst du beruflich?«

»Ich habe Maschinenbau studiert und bin inzwischen im Management. Ich entscheide mit meinem Team, welche internen Entwicklungen in Serie produziert werden. Es geht um Elektrogeräte. Hauptsächlich Hausgeräte. Und weil in meiner Abteilung die Fäden aus dem Ausland zusammenlaufen, bin ich ständig in internationalen Telefonkonferenzen und reise viel.«

Er sitzt kerzengerade auf dem Barhocker, und seine Hände liegen entspannt auf dem Tresen. Er wirkt, als ob er in einem Bewerbungsgespräch sitzt und schon weiß, dass er den Job hat. Wenn er ihn will. Rita fühlt Neid, sie weiß nicht, auf was.

»Dann arbeitest du sicher eng mit eurer Marketingabteilung zusammen.«

»Nein, Marketing und Vertrieb werden erst eingeschaltet,

nachdem wir unsere Entscheidung gefällt haben. Das ist streng getrennt.«

Er greift nach seinem Weinglas und merkt, dass ihr Glas leer ist. Er schenkt es voll und gibt sich den Rest. Dann wendet er sich dem Barkeeper zu und hebt die Karaffe hoch.

»Noch so eine.«

Die Gitarrenmusik, schwermütiger Flamenco, ist lauter geworden, und seine Stimme geht unter. Mattes fängt den Blick des Barkeepers ein. Der nickt, schenkt eine Karaffe voll und nimmt die leere mit.

Das hat nur wenige Sekunden gedauert. Mattes wirkt, als ob er in seinem Stammlokal sitzt. Sie greift nach ihrem Glas.

»Prost!«

Sie stoßen an.

»Wie wär's mit einer zweiten Runde?«

»Eigentlich bin ich ziemlich satt«, sagt sie.

Er nickt und dreht sich mit einem Ruck zu ihr.

»Was genau suchst du auf *Perfectaffairs.de*?«

- 11 -

Sie spielt um Zeit, greift nach dem Weinglas und trinkt einen langen Schluck.

»Was alle dort suchen. Eine lockere Affäre. Ohne Verpflichtung und Probleme.«

Er lacht. Sie spürt wieder das Kribbeln im Bauch.

»Und du?«

»Einfach mal abschalten von der täglichen Hektik und sich treiben lassen. Ein paar erotische Stunden. Gerne öfter, das kann ein festes Arrangement werden. Wenn's passt.

Jetzt lacht sie.

»Schon klar, nur wenn's passt natürlich.«

Sie lachen beide.

Sie greifen gleichzeitig nach ihrem Weinglas. Er stellt sein Glas betont langsam zurück.

»Wie sieht's mit Nachtisch aus?«

»Nein, danke. Vielleicht einen Espresso.«

Er wendet sich dem Barkeeper zu und hebt Zeige- und Mittelfinger.

»Due espressi.«

Er spricht deutlich, und der Barkeeper liest die Bestellung an den Lippen ab. Er nickt und dreht sich zur Espressomaschine. Wenig später serviert er den Espresso.

Mattes legt seine Hand um die Tasse, die vollkommen darin verschwindet. Er hebt seine Hand wie einen Kelch zum Mund und trinkt in kleinen Schlucken. Rita schaut ihm zu. Er merkt es und zieht die Augenbrauen hoch, während er die Tasse noch an den Lippen hat. Sie wird rot.

Sie nimmt ein Stück Zucker, taucht ihn in die Tasse, und beißt die Hälfte ab. Die zweite Hälfte wirft sie in die Tasse.

Während sie überlegt, was jetzt wohl kommt, kommuniziert Mattes lautlos mit seinem Freund dem Barkeeper.

»Die Rechnung. Zusammen.«

Der Barkeeper nickt. Rita sieht ihm an, dass er den Hintergrund ihres Treffens kombiniert hat.

Sie trinkt den Espresso auf einen Schluck, stellt die Tasse ab und greift in einer fließenden Bewegung nach ihrer Handtasche, die an einem Haken unter der Bar hängt.

»Bin gleich zurück.«

Er nickt und sieht ihr nach, wie sie im hinteren Teil des Restaurants verschwindet.

In der Toilette hängt ein Poster von einem Torero beim Stierkampf. Der schmale Mann steht angespannt wie eine Weidenrute in der Arena, das Kinn auf die Brust gedrückt, in der einen Hand das rote Tuch, die andere Hand hält er auf dem Rücken, als ob er eine Trumpfkarte versteckt. Der Stier hat in einer parallelen Haltung seinen Kopf tief gebeugt, seine Hörner ragen gefährlich in Richtung Oberkörper des schmächtigen Helden.

Während Rita auf der Toilette sitzt, erinnert sie sich an den alten Torero, dem sie in Sevilla in einer dunklen Bar im *Barrio Alto* begegnet ist. Irgendwann hob er sein durchschwitztes T-Shirt und zeigte seinen Wanst, der von Narben durchfurcht war. Zeugnis von nicht nur einem, sondern mehreren unglücklichen Zusammentreffen mit einem Stier in der Arena. Die Kraterlandschaft aus schwülstigen Narben machten aus seinem Bauch eine 3-D-Landkarte.

Rita wusste nicht, welche Reaktion von ihr erwartet wurde. Sie schaute von seinem Bauch nach oben in sein Gesicht, um ablesen zu können, welche Rolle ihr in diesem surrealen Szenario zukam.

Spontan fühlte sie Ekel und Mitgefühl. Er schien Ehrfurcht und Bewunderung zu erwarten. Und vielleicht eine Einladung auf ein Glas Wein. Anerkennung für eine Heldengeschichte aus vergangenen Tagen.

Eigentlich zu beneiden, so ein Torero. Entweder spießt er den Stier auf, oder der Stier spießt ihn auf. Egal, wie die Geschichte zu Ende geht, er ist ein Held. Er setzt alles auf eine Karte. Überlebt er, ob als Sieger oder Verlierer, ist ihm die Ehre gewiss, und die tosende Menge lässt ihn hoch leben.

Sie richtet sich auf. Wie lange sitzt sie schon hier? Sie steht auf und merkt, dass sie zu viel getrunken hat. Dabei hat sie sich vorgenommen, nur zur Auflockerung Alkohol zu trinken, höchstens ein Glas.

Sie schaut sich im Spiegel über dem Waschbecken in die Augen. Sie weiß genau, was sie will. Raus hier und mit Mattes ins Bett. Sie reißt entschlossen Papier aus dem Spender, trocknet die Hände und geht zur Tür. Beim Öffnen blickt sie zurück in den Spiegel.

Showdown.

Mattes hat seine Lederjacke an und unterhält sich mit dem Barkeeper. Rita hört nicht, was er sagt. Der Barkeeper lacht lauthals. Rita lächelt.

Mattes reicht ihr den Mantel.

»Fertig?«

Während sie das Restaurant verlassen, schlüpft sie in ihren Mantel. Mattes hilft ihr von hinten in den zweiten Ärmel.

»Danke«, murmelt sie.

Vor dem Restaurant bleibt Mattes stehen. Das hätte sie früher genervt. Wenn beide wissen, wie der Abend weitergeht, und er sich mit dem ersten Schritt Zeit lässt. Heute Abend empfindet sie das als angenehm unaufdringlich. Schließlich wissen beide, weshalb sie hier sind.

»Kommst du mit zu mir? Ich habe einen Rotwein, der dir sicher besser schmeckt als der solide Landwein von eben.«

Er nickt einmal und folgt ihr zum Wagen.

Als sie sich nach ihm umdreht, sagt er wie zur Erklärung, dass er mit dem Fahrrad hier ist. Sie nickt und drückt die Fernbedienung.

Sie steigen ein. Rita lehnt sich zu ihm rüber und bringt ihr Gesicht vor seins. Er greift mit der einen Hand an ihren Hinterkopf und mit der anderen nach ihrer Schulter. Dann küsst er sie kurz auf den Mund, schiebt ihren Kopf von sich, blickt ihr in die Augen, zieht sie wieder zu sich, und küsst ihren Schönheitsfleck, dann wieder ihren Mund, ihren Schönheitsfleck. Leckt ihn, dann ihren Mund. Sie lässt sich gegen ihn sinken. Plötzlich hat der Kuss jedes Spielerische verloren.

Sie drückt ihre Hände gegen seine Brust.

»Lass uns zu mir.«

Er nickt wieder nur einmal.

Während sie das Auto aus der Parklücke manövriert, kommt ihr glasklar, was in seinem Profil auf *Perfectaffairs* steht: »Freue mich auf prickelnde, erotische, humorvolle Stunden auf derselben Wellenlänge.« Sie lacht. Er schaut sie fragend an.

Als sie auf der Brücke über die Isar fahren, schaltet sie das Radio ein und drückt aufs Gas.

13

Sie holt die Platte aus dem oberen Küchenschrank, arrangiert darauf Karotten, Gurken und verschieden farbigen Paprika und stellt eine Schale mit Quarkdip in die Mitte. Fertig. Heute werden die Ladys mit gesunder Kost verwöhnt. Eine Packung Biochips mit Meersalz. Das muss reichen, wir sind schließlich nicht zum Essen hier.

Rita wischt die Hände am Küchentuch ab und holt die Bierdosen aus dem Kühlschrank. Mit manchen Traditionen bricht man nicht. Sie lehnt gegen den Küchenschrank, knackt eine Dose und nimmt einen tiefen Schluck. Sie ist immer noch benebelt. Schlafmangel.

Andererseits fließt durch ihren Körper gerade ein Cocktail von Hormonen, der es in sich hat. Lange keinen Sex, und dann in einer Nacht nonstop. Kein Wunder fühlt sie sich wie auf Drogen. Dazu ständig das Gefühl, er stünde neben ihr, weil sie ihn immer noch in der Nase hat, als klebe sein Geruch an ihrem Körper. Was unmöglich ist, schließlich hat sie heute Morgen geduscht.

Er war gegen vier Uhr gegangen, genau weiß sie es nicht, denn sie schlief schon fast. Er fragte nach ihrer Mobilnummer, die er direkt in sein Handy eintippte.

Ihre Augen fielen zu. Er schrieb seine Nummer auf und schob den Zettel unter ihr Kopfkissen. Dann ging er. Sie hörte wie durch Watte die Wohnungstür zufallen. Dann nichts mehr. Bis der Radiowecker sie mit dem Lied *Song for Sophie* weckte.

Rita schreckt auf und schaut auf die Uhr über dem Küchenschrank. Gleich 19 Uhr, wo bleibt Stine, sie wollte früher kommen und helfen. Mit ihr stimmt was nicht, sie ist anders als sonst, ruhiger, nicht mehr so unternehmungslustig. Beim letzten Pokerabend hat sie kaum geredet. Seitdem haben sie sich nicht mehr getroffen. Es läuft doch eigentlich alles gut bei ihr. Glückliche Beziehung, klasse Kinder. Nach dem Vorfall hat sie beruflich eine Auszeit genommen. Zeit, um wieder auf die Beine zu kommen.

Aus dem Treppenhaus kommen Stimmengewirr und Schritte. Rita greift rüber und öffnet die Wohnungstür. Netti stapft als Erste in die Wohnung.

»Hallihallo! Die Haustür stand unten offen. Wir haben Stine vor dem Haus getroffen. Supi Timing! Wir können gleich loslegen.«

Netti zieht die Jacke aus, nimmt Babs den Mantel ab und legt beides im Zimmer aufs Bett. Stine bleibt mit ihrem Mantel in der Küche stehen, als ob sie nicht sicher ist, was sie hier soll. Auf dem Sprung, unsicher, wohin. Rita nimmt ihr den Mantel ab. Darunter trägt sie schlabbrige Jeans und einen Pulli von früher. Ihre braune Lockenpracht hat sie nach hinten gebunden, und sie trägt kein Make-up, noch nicht einmal Wimperntusche. Ihr sonst vitales Gesicht ist nach innen gekehrt, und ihre Augen weichen Ritas Blick aus.

»Ist Zeit, dass wir uns mal wieder sehen. Wie geht es dir?«, fragt Rita.

»Gut. Sehr gut.«

»Hans und die Kinder?«

»Hans geht es immer gut, immer ausgeglichen, durch nichts aus der Ruhe zu bringen.«

Rita trägt den Mantel ins Zimmer und ist mit wenigen Schritten zurück.

»Lass uns mal wieder was zusammen machen. Nur wir beide.«

»Ich habe wenig Zeit. Bald ist Dezember, und da ist in jeder Hinsicht ein Weihnachtstanz und Stress – wie jedes Jahr.«

»Und wie jedes Jahr ist Weihnachten am 24., ob wir bereit sind oder nicht«, sagt Rita.

»Ich melde mich, wenn was geht.«

Netti und Babs haben sich inzwischen über das Gemüse hergemacht. Von dem Quarkdip ist fast nichts mehr da. Rita holt aus dem Kühlschrank Nachschub.

»Ladys, bereit für die große Pokerrunde? Hier, bedient euch.«

Rita schiebt das Glas mit dem Kleingeld über den Tisch. Dabei fixiert sie einen Punkt neben Babs' Kopf an der Wand. Es ist eine Sache, mit der Freundin über Sex zu reden, es ist was anderes, unfreiwillige Teilhaberin ihres ehelichen Intimlebens zu werden. Babs mustert sie. Rita fühlt sich *in flagranti* erwischt.

»Es war nett bei euch im Hotel. Das müssen wir bald wiederholen.«

»Klar.«

»Du siehst so frisch aus, warst du nach der Arbeit in eurer Wellness-Oase?«

Babs hatte schon immer feine Antennen. Rita dreht sich zur Kochnische.

Netti mischt mit rasend flinken Händen die Karten.

»Rita hatte gestern Abend ihr zweites Date mit einem von *Perfectaffairs*. Und wie es aussieht, hat sie einen Volltreffer gelandet.«

Rita winkt ab.

»Gib aus!«

»Keine durchschaut so gut wie ich. Und Ritas *Tells* sind eindeutig. Hat eine Frau nach einem Date so strahlende Augen, dann hatte sie nicht nur Sex, sondern guten Sex. Und bei dir schätze ich, sogar sehr guten Sex. Dazu deine fahrige Abwesenheit …«

Netti hat einen verschwörerischen Ton angenommen. Sherlock Holmes auf Spurensuche.

»Ich bin bloß müde.«

»Wusste ich es doch! Her mit den Details.«

»Warum dieses Interesse an meinem Sexleben? Er heißt Mattes, ist 186 cm groß und gutaussehend.«

»Und gut im Bett«, sagt Netti.

»Und gut im Bett«, antwortet Rita.

Babs räuspert sich und greift nach einem Chip.

»Du hast ihn gestern kennengelernt, und dann bist du mit ihm ins Bett.«

Rita schaut Babs das erste Mal an dem Abend direkt an.

»So sind die Fakten. Ich schlage einen Themenwechsel vor.«

Netti verzieht den Mund zur Schnute.

»Ach nö. Immer, wenn es spannend wird. Du kannst mir morgen alles am Telefon erzählen. Oder wir gehen auf den Weihnachtsmarkt. Tom Boy nervt mich damit. Tollwood am nächsten Sonntag? Wie früher?«

»Wie früher. Stine und Babs, kommt ihr mit?«

»Ich habe Jan und mich zu einem Hallenturnier im Tennisclub Rothof angemeldet.«

»Stine?«

»Das ist sonntags immer so voll. «

»Tom Boy wird sich freuen, dich wieder zu sehen, er fragt nach dir.«

Netti legt die Pokerkarten weg, wühlt in ihrer Handtasche und zieht ein Kuvert heraus.

»Hier, das wollte ich euch letztes Mal schon zeigen. Irre witzig. Fotos aus dem Fotoatelier, die in die Hose gegangen sind. Ich mache *Print Outs* von den großartig misslungenen Bildern und sammle sie.«

Netti schiebt die Rohkostplatte an den Rand des Tischs und legt ein Bild neben das andere, als handle es sich um eine *Patience*. Die Köpfe der vier berühren sich, als sie sich vorbeugen.

»Das ist mein Lieblingsbild. Fast wie das Jesuskind. Wenn da die Eltern nicht wären.«

Netti lacht, als wäre ihr ein großartiger Streich gelungen. Sie nimmt ein Bild vom Tisch und hebt es hoch. Ein Kleinkind auf dem Schoss des Vaters. Es trägt nur eine Windel und schaut ernst. Es hat den rechten Arm erhoben und drei Finger,

Daumen, Zeigefinger und Mittelfinger stehen ab. Der Vater wendet den Kopf nach rechts und sagt etwas zu seiner Frau, die neben ihm sitzt. Oder besser, er brüllt zu ihr rüber. Sie hat ihm ihr Gesicht zugewandt, das wutentbrannt ist. Der kleine Heilsbringer bleibt unberührt davon.

»Ihr macht euch keine Vorstellung von den Szenen, die sich in unserem Studio abspielen. Das erinnert an eine britische Satire. Familienfotos sind schwer angesagt. Die Leute schmücken damit ihre Wohnung, stellen sie bei der Arbeit auf den Schreibtisch oder versenden sie zu Weihnachten. In den USA ist das schon lange Brauch.«

Babs lehnt sich zurück als distanziere sie sich von der Fotosammlung.

»Seltsames Hobby. Warum nicht Abzüge von besonders gut gelungenen Bildern sammeln?«

Babs schaut hilfesuchend zu Rita und Stine hoch, die aufgestanden sind und sich über den Tisch beugen und ein Foto nach dem anderen in die Hand nehmen.

»Faszinierend«, sagt Stine.

Sie greift nach dem nächsten Bild.

Rita schüttelt den Kopf und schaut Stine über die Schulter.

»Das ist ja systematische Ausbeutung deiner Kunden. Wissen die, dass sie ein Zweitleben in deiner Sammlung fristen? Diese Schnappschüsse sind unbezahlbar. Dumm nur, dass du sie nicht veröffentlichen kannst. Wie sie sich bemühen, damit diese eine Familienszene perfekt wird. Und dann das! Komisch. Und traurig. Sammelst du von den Bewerbungsfotos auch das Abfallmaterial?«

»Das gibt nichts her. Da geht es um gelungene Ausleuchtung. Es wird keine Geschichte erzählt. Das ist bei Familienfotos anders. Da schaffe ich einen Hintergrund, ein *Setting*. Und dann bespreche ich mit den Kunden, ob sie im Sitzen oder Stehen fotografiert werden wollen, wer wo genau sitzt, steht oder liegt.«

Netti schiebt die Bilder in den Umschlag zurück.

»Die Beleuchtung ist natürlich auch wichtig. Dabei könnte ich einen Assistenten gebrauchen. Kennt ihr jemand, der Interesse hat?«

»Ich kann dich schon bald unterstützen«, sagt Rita.

Die drei schauen sie überrascht an. Rita zupft an ihrer Unterlippe.

»Das war Spaß. Wir haben heute erfahren, dass unser Hoteldirektor gehen muss und wir noch vor Jahresende einen Neuen bekommen. Keine Ahnung, was das für mich bedeutet. Der Neue wird erst mal umstrukturieren.«

Babs greift nach den Pokerkarten.

»Wird auch Zeit. Die Gelegenheit, den Absprung zu schaffen. Oder willst du dort in Rente gehen?«

»Ich brauche keine Karriereberatung. Du und ich, wir sind in einem völlig unterschiedlichen beruflichen Umfeld. Du jonglierst mit Millionenkrediten, gibst deine Zustimmung oder machst dein Veto geltend. Ich bin Teil eines Teams. Deine Materie sind Zahlen, Daten, Fakten. Das ist in meinem Job auch wichtig, aber bei mir kommt der Faktor Mensch dazu. Im kleinsten Detail. Und der ist nur bedingt einschätzbar. Die Gäste vertrauen uns ihren Schlaf an, und wir sind mit unserem Service ganz nah bei ihnen. Eigentlich weiß ich nicht, wo ich lieber arbeiten würde.«

Stine fasst Rita am Oberarm.

»Jetzt mach dir mal keine Gedanken. Falls du mit dem neuen Direktor nicht kannst, werden wir ein anderes *First-Class-Hotel* für dich finden.«

Rita ist es unangenehm. Warum verteidigt sie Babs gegenüber ihr Bedürfnis, an dem festzuhalten, was sie hat. Wie früher. Heute haben sie sich zum Pokern getroffen. Also spielen sie Poker.

»Wie mein Freund Obama sagt, ist *Change* eine tolle Sache. Lasst uns mit dem Pokern anfangen. Das artet in ein Kaffeekränzchen aus. Prost, Ladys.«

Sie heben die Bierdose und stoßen mit einem blechigen »Klack« an.

Babs winkt mit dem Kartendeck.

»Wer gibt?«

Sie schaut in die Runde.

»Immer die, die fragt.«

14

Sie wählt Spekulatiuskekse, wegen dem Weihnachtsfeeling. Dazu einen Zitronen-Verbena-Tee, soll gut für den Magen sein. Die Thermoskanne gibt leise Schmatzgeräusche von sich. Rita löst den Deckel und dreht ihn wieder zu, die Schmatzgeräusche verschwinden. Sie bindet den Morgenmantel fest und schaltet den Computer ein.

Während er hochfährt, beißt sie in einen Keks. Das waren heute kurze Spiele. Keines, bei dem alle vier bis zum Schluss dabei waren. Durchweg ein *Showdown* mit zwei Spielern, und zwei Mal noch nicht einmal das. Da hatte Netti das Geld eingefahren, ohne ihr Blatt zeigen zu müssen.

Keine reicht ihr beim Poker das Wasser. Sie ist im Becken der Hai, alle anderen sind Fischhäppchen, von denen sie sich ernährt.

Babs meinte, Netti solle sich beim Online-Poker anmelden. Da könne jeder mitmachen, und wenn sie sich für ein großes Spiel qualifiziert, ist damit richtig Geld zu machen. Sagt Jan. Netti machte eine wegwerfende Handbewegung. Online-Poker interessiert sie nicht, denn da fällt das, was Poker ausmacht, weg. Das Durchschauen der Mitspieler, die nonverbale Kommunikation spielt keine Rolle. Und wo bleibt dann ihr strategischer Vorteil, wenn alles auf Wahrscheinlichkeiten reduziert ist, und das Zusammenspiel eine reine Rechenaufgabe ist. Nettis Begabung liegt woanders, das ist klar.

Jan. Der muss es wissen, er ist schließlich ein Onliner. Sie hat sich immer noch keine Strategie zurechtgelegt, wie sie auf seine E-Mail auf *Perfectaffairs* reagieren soll.

Im Moment besteht ihre Strategie darin, nichts zu tun. Schließlich weiß er nicht, wer sich hinter *Cindy_42* verbirgt. Abwarten und Tee trinken ist in diesem Fall das Beste.

Andererseits fällt ihr schwer, diese Strategie Babs gegenüber durchzuhalten. Verdammt, sie fühlte sich heute den ganzen Abend unwohl.

Sie greift nach einem Keks, kaut und nimmt einen Schluck, dabei schlürft sie den Tee zwischen den Zähnen durch. Lecker.

Rita nimmt die Maus und öffnet ihr Postfach. Ob Cyrano/Mattes eine E-Mail geschickt hat? Sie hat den ganzen Tag ihr Mobiltelefon gecheckt, aber es ging keine SMS ein. Und selbst eine zu senden ist keine Option. Schließlich hat er eine Freundin. Aber er denkt vielleicht genau dasselbe und schickt ihr deshalb keine SMS. Ziemlich kompliziert, wenn man bedenkt, dass sie auf der Suche nach einer unkomplizierten Affäre ist.

Es dauert, bis ihr Postfach sich öffnet und die E-Mails geladen sind. Rita sinkt näher an den Bildschirm. Endlich hat sie den gesamten Posteingang einschließlich der bereits gelesenen E-Mails vor sich.

Zwei neue Kandidaten. Keine Mail von Jan. Und keine Mail von Cyrano. Sie nimmt einen Schluck Tee und entspannt sich. Unverbindlichkeit ist das Gebot der Stunde.

Mal sehen, was es mit den zwei neuen Kandidaten auf sich hat. Sie öffnet die Mail von *Eichhörnchen_101*. Er hat sein Foto für sie freigeschaltet. Nichts für sie. Klein, sein Profiltext sagt 172 Zentimeter, Stirnglatze, enge Shorts und weites T-Shirt, das wahrscheinlich einen Bauchansatz verbirgt. Er zwinkert gehetzt in die Kamera.

Du machst deinem *Alias* alle Ehre. Sie klickt auf *Sich verabschieden*, sein Profil verschwindet aus ihrer Kandidatenliste, und Eichhörnchen erhält die Nachricht, dass *Cindy_42* sich nicht für ihn interessiert.

Sie öffnet das nächste Profil. *BigBlue* schreibt in seinem Vorstellungstext:

Ich suche den Kick bei einem gepflegten, romantischen Abenteuer. Bin ausgehungert und·für alles offen, lass dich überraschen.

Es sollte sich aber nur um einen Seitensprung handeln, da ich ver-heiratet bin. Leider ist die erotische Spannung nach der Geburt unserer Tochter stark gesunken. Mit 40 sollte hier doch nicht das Ende sein.

Auf die Frage, wofür er sein Leben riskieren würde, antwortet er:

Da meine Tochter mein ganzer Stolz ist, würde ich mein Leben für sie riskieren.

Andere schätzen an ihm:

Meine Ehrlichkeit, meine Aufrichtigkeit.

Und im erotischen Teil seines Lebens vermisst er:

Spontanität, Verführung von einer Frau, seine Lust einfach leben. Nicht alles tierisch ernst nehmen.

Rita klickt sein *Fotoalbum* an – nicht für sie freigeschaltet. Sie liest seine Selbstbeschreibung:

Sportlich, sympathisch, schlank, 180 cm, Haare dunkelbraun mit grauen Schläfen, interessante Erscheinung.

Klingt nicht schlecht. Will sie sein Foto sehen? Wie neugierig ist sie, mehr von ihm zu erfahren, vielleicht mit ihm ein Glas Wein trinken zu gehen? Sie hat das Gefühl, dass sie sich zu etwas verpflichtet, wenn sie ihn bittet, seine Fotos freizuschalten. Sie kann ihm nicht eine Aufforderung zumailen, dass er sein *Foto-album* für sie freischaltet, und anschließend eine automatisierte *Sich-verabschieden*-Botschaft schicken. Sie würde ihm eine per-sönliche Absage schicken müssen, die erklärt, warum sein Aussehen nicht ihren Erwartungen entspricht. Aber verletzen will sie ihn nicht.

Sie schenkt Tee nach und liest das Profil noch einmal durch. Es ist reines Bauchgefühl. Es hat was damit zu tun, dass er seine Tochter zweimal erwähnt, dass er noch einmal darauf hinweist, dass er nur einen Seitensprung sucht, was völlig überflüssig ist. Schließlich befinden sie sich nicht bei einer Partneragentur.

Vor allem irritiert sie, dass andere an ihm seine Ehrlichkeit und Aufrichtigkeit schätzen, und er das in sein Profil auf

Perfectaffairs schreibt. Dabei hintergeht er seine Frau. Verwirrend. Sie klickt ihn weg.

Sie überfliegt die alten Kandidatenprofile und findet nichts, was sie interessiert. Sie meldet sich ab und fährt den Computer herunter.

Die Spekulatius sind aufgegessen, und die Thermoskanne ist leer. Sie putzt in Sekundenschnelle die Zähne. Wenig später liegt sie im Bett. Ihr letzter Gedanke gilt Mattes. Ob er sich bald meldet? Ob sie abwarten oder ein Date mit einem neuen Kontakt einfädeln soll.

Wozu eingleisig fahren, wenn ein dichtes Netz an Verbindungsmöglichkeiten zur Verfügung steht. Aus dem Vollen schöpfen, Rita, nicht kleckern, klotzen.

15

Sie winkt Netti und Tom Boy zu, die am Eingang des Weihnachtsmarkts stehen. Sie reagieren nicht.

Es dauerte, bis sie einen Parkplatz gefunden hat. Sie rief Netti auf dem Mobiltelefon an, um sie zu warnen, dass sie sich verspätet, aber sie erreichte nur die Mailbox. Praktisch, diese mobile Erreichbarkeit.

Sie erinnert sich an einen Winter, als sie zu viert auf dem Weihnachtsmarkt verabredet waren, und jede stand an einem anderen Eingang. Damals war Winter-Tollwood auf dem riesigen Arnulfgelände. Mobiltelefone existierten nicht, und jede dachte, dass sie den Termin verwechselt hat. Endlich traf sie auf Stine. Sie machten sich gemeinsam auf die Suche nach Netti und Babs.

Als sie die beiden fanden, waren sie durchfroren und wollten ins Warme. Der Bummel über den Markt fiel flach, stattdessen steuerten sie das Gastronomie-Zelt an.

Damals war Wodka Feigling *das* Getränk, und Babs bestellte eine Runde nach der anderen. Netti rief »ex und weg«. Es war ein Befehl. Stine griff mühsam nach ihrem Geldbeutel, das war jetzt aber wirklich die letzte Runde. Der Süße hinter der Bar winkte ab. Einer geht noch. Die Jungs an der Bar pflichteten ihm bei. Am Ende, völlig betrunken, zahlten sie nichts.

Rita vertrug am meisten. Sie sorgte dafür, dass ein Taxi sie sicher nach Hause brachte.

So war es immer, wenn sie loszogen. Sie machten Stimmung und flirteten, was das Zeug hält. Außer Rita, sie war als Einzige bereits in festen Händen.

Und heute ist sie die Einzige, die Single ist.

Netti sieht sie immer noch nicht, aber Tom Boy rennt ihr entgegen.

»Da bist du ja endlich! Wir warten schon ewig. Ich brauch'
ganz viele Geschenke. Du kannst mir helfen. Mama darf nicht
helfen, sie soll nicht wissen, was ich kaufe.«

Er schaut sie unter seiner Strickmütze hervor unternehmungslustig an, dreht sich um und rennt zu Netti zurück.

»Du bist aber groß geworden! Sorry, dass ich zu spät bin,
aber hier ist die Hölle los. Ich hätte nicht mit dem Auto kommen sollen. Jedes Jahr dasselbe.«

Sie umarmt Netti.

»Wartest du schon lange? Du siehst durchfroren aus.«

Netti hängt sich unter und lenkt sie an einen Stand, vor dem
eine Schlange steht.

»Ich brauche was Warmes. Was hältst du von einem Jägertee
oder Glühwein?«

Tom Boy zieht an Nettis Jacke.

»Ich will Geschenke kaufen. Für dich und Vati, und für Oma
und Opa auch.«

»Jetzt warte doch. Rita und ich trinken einen Glühwein, und du
bekommst einen Kinderpunch, und dann schauen wir uns um.«

»Du redest immer so lang. Du hast versprochen, dass wir alle
Stände anschauen.«

Netti wischt seine Hand weg.

»Jetzt sei nicht so ungeduldig. Wir haben genug Zeit. Sieh
dich schon mal um, und wir warten hier auf dich.«

Tom rammt seine Stiefelspitze knapp neben Nettis Stiefel in
den Schnee.

»Immer musst du reden. Und ich wollte mit Rita Geschenke
kaufen.«

Rita legt den Arm um seine Schulter.

»Du guckst erst mal, und nachher kaufen wir.«

Tom zuckt die Schultern, befreit sich von Ritas Arm und geht
langsam davon.

Netti hat sich in der Schlange nach vorn gekämpft und ist mit
ihrer Bestellung an der Reihe.

»Jägertee, Grog oder Glühwein«, ruft sie.

»Jägertee.«

Netti kommt mit zwei Riesentassen zurück und steuert auf einen Stehtisch zu.

»Optimal, komm, der ist eben frei geworden.«

Sie stellt die Tassen ab, zieht eine Zigarettenschachtel mit Feuerzeug aus der Jackentasche und zündet sich eine an.

»Du rauchst wieder?«, fragt Rita.

»Ich habe genau genommen nie aufgehört.«

Netti nimmt einen Schluck.

»Ganz schön stark. Supi.«

Sie zieht an der Zigarette.

»Prost Rita. Das ist ewig her, dass wir zusammen hier waren. Da saß Tom noch im Kinderwagen, und wir sind kaum durch die Menge gekommen.«

»Und jetzt geht er alleine über den Markt und kauft Weihnachtsgeschenke.«

Rita trinkt und verzieht das Gesicht.

»Purer Alkohol. Wie geht's Tom? Dem großen Tom.«

Netti macht eine wegwerfende Handbewegung.

»TomTom? Solange er seine Fotoshootings hat, ist alles optimal. Dann ist er tagelang nicht ansprechbar. Als ob er auf einem anderen Planeten lebt. Tom Boy nervt zurzeit. Er ist in letzter Zeit so anhänglich. Gleichzeitig ist er irre selbstständig und lässt sich mit nichts helfen. Anstrengend.«

Netti trinkt und zieht heftig an der Zigarette. Rita hält nach Tom Boy Ausschau. Er ist im Gewühl verschwunden. Netti wirft die Kippe auf den Boden, tritt sie aus und zupft an ihren ausgefransten Ärmeln. Sie steckt eine neue an und starrt vor sich hin.

Netti sieht selbst bei Minusgraden sexy aus. Und das, ohne sichtlichen Aufwand. Die lila Stoffjacke kommt Rita bekannt vor, wahrscheinlich von damals, dazu enge Jeans. Ihre langen Beine stecken in Moonboots. Als einziges Make-up trägt sie einen feuerroten Lippenstift. Sie starrt immer noch auf den Boden und nagt an ihrem Daumen.

»Ist mit dir und Tom alles in Ordnung?«, fragt Rita.

»Wie man's nimmt.«

Rita wartet.

»Ich brauche deine Meinung. Was du davon hältst. Von einer Sache. Weil du TomTom und mich kennst, und gleichzeitig einen gewissen Abstand zu uns hast, also zu Tom.«

Rita hebt die Hand. Bloß nicht zu viel wissen.

Netti schaut Rita fragend an. Rita nickt gegen ihren Willen.

»Also, da ist dieser Mann, den ich kennengelernt habe.«

Rita weiß sofort, um was es geht. Sie verflucht den Tag, an dem sie Netti und den anderen von ihrem Profil auf *Perfectaffairs* erzählt hat. Seit dem stochern sie in ihrem Intimleben und halten Rita für die Instanz ohne Moral.

Die Spezialistin. Die Frau, mit der man Sexangelegenheiten zwanglos diskutieren kann. Oder sogar muss.

Rita nickt. Resigniert.

»Wir treffen uns seit über einem Jahr.«

»Du betrügst Tom seit über einem Jahr?«

Netti grinst schief.

»Er ist auch verheiratet und hat ein Kind, jünger als Tom Boy. Ich habe ihn in unserem Fotostudio kennengelernt, als er wegen Familienfotos zu uns kam, mit Frau und Sohn.«

»Und Tom ist derweil im Außendienst.«

»Du klingst so moralinsauer. Gerade du. Mir ist das einfach so passiert. Du dagegen gehst die Seitenspringerei systematisch an.«

»Ich betrüge niemanden.«

»Da kannst du dir richtig was drauf einbilden. Aber diese Männer haben eine Frau. Single ist dort keiner. Bis auf dich und ein paar andere kaputte Ausnahmen, die sich einen runterholen, weil sie ach so rein sind.«

Netti ascht auf den Boden und fährt mit dem Stiefel durch

die Asche, die sich mit Dreck, Schnee und Steinen zu einer grauen Minimoräne vermischt.

Sie schauen aneinander vorbei auf den Weihnachtsmarkt. Obwohl es erst drei Uhr ist, wird es dunkel. Vereinzelt fallen Schneeflocken.

Rita würde Netti am liebsten stehen lassen. Sie überlegt, wo Tom Boy ist und hofft, dass er jetzt nicht auftaucht.

»Netti, ich kenne Tom schon ewig. Auch wenn wir uns die letzten Jahre nicht gesehen haben, ist er doch so was wie ein Freund. Dass du eine Affäre hast, geht mich nichts an.«

»Ich habe das Gefühl, ich sitze auf einem Pulverfass, und du bist so rational, organisiert und vernünftig. Du hast dein Leben im Griff. Außerdem warst du selbst verheiratet. Du weißt, wie das ist.«

Nicht schon wieder Paul. Jahrelang verdrängte sie den Gedanken an ihn, aber seitdem sie sich wieder mit den Ladys trifft, verfolgt er sie.

Netti hat recht. Schließlich hat sie ihren Mann wegen einem anderen verlassen. Sie hat in ihrer heillosen Verliebtheit alles gebeichtet und die Konsequenzen gezogen. Sie ist ausgezogen und hat die Dachwohnung angemietet. Als Übergangslösung, bis sie mit dem anderen zusammenzieht.

Sie hat alles auf eine Karte gesetzt. Mit Zittergeld gespielt und verloren. Netti, dem Pokerass, passiert so was nicht.

Netti schaut Rita hilfesuchend an.

»Sei nicht sauer. Ich hol' uns noch einen Jägertee.«

»Mir reicht's. Ich kann sonst nicht mehr Auto fahren.«

16

Netti hüpft zum Ausschank und ist im Nu an der Spitze der Schlange. Wie macht sie das bloß. Wenig später kommt sie mit einer dampfenden Tasse zurück und zündet eine Zigarette an. Rita wartet, bis sie den ersten Zug tief in die Lungen gezogen hat.

»Ich vermute, Tom weiß von nichts«, sagt Rita.

»Der merkt so was nicht. Ist nicht meine erste Affäre. Es ist nie aufgeflogen. Ich glaube, ich könnte mir einen Lover in der Besenkammer halten, und er würde es nicht merken.«

Netti lacht und Rita lacht gegen ihren Willen mit. Sie stoßen an.

»Danke, dass du mir zuhörst. Mit Babs kann ich das nicht besprechen. Ihr fehlt in dieser Hinsicht jede Lebenserfahrung.«

Das meint Netti als Kompliment. Zur Versöhnung. Dabei ist Rita die völlig falsche Person, mit der man so was bespricht. Und Netti weiß das. Will sie alte Wunden aufreißen?

»Das hast du nicht nur vor Tom gut verborgen. Ich hätte nicht gedacht, dass es da andere Männer gibt.«

»Einen davon kennst du. Sogar gut.«

In dem Moment taucht Tom Boy auf und wedelt mit einem Päckchen in der Luft.

»Ein Geschenk habe ich schon. Ich sage aber nicht für wen.«

Er schaut Netti vielsagend an.

»War echt billig. Da bleibt jede Menge Geld für die anderen Geschenke. Kommt ihr jetzt? Bitte, Rita!«

Plötzlich ist er wieder der kleine Junge, der gerade Gehen lernt und hilfesuchend zu Rita aufblickt.

»Tom, jetzt lass Rita und mich in Ruhe reden. Wir müssen was Wichtiges besprechen. Geh noch mal los. Das Geschenk kannst du bei Rita lassen, sie passt darauf auf.«

»Gib her. Ich sorge dafür, dass Netti es nicht in die Finger bekommt. Nachher gehen wir los. Versprochen. Das wird hier zu kalt im Stehen.«

Tom legt das Geschenk vor Rita auf den Tisch und zieht unwillig los.

Netti trinkt, verschluckt sich und hustet. Rita spielt mit dem Geschenkband und wartet. Netti hat sie zur Vertrauten erklärt. Da kommt sie nicht raus. Vorerst.

»Ich war Tom nie treu. Auch ganz zu Anfang nicht. Aber das hat unserer Beziehung nie geschadet. Klar war wichtig, dass er es nie erfährt. Ich hatte nie das Bedürfnis, mit ihm darüber zu reden. Oder mit jemand anderem. Das ist jetzt anders.«

Sie macht eine Pause und schaut suchend zu Rita. Was sie dort sieht, ermutigt sie.

»Mike und ich, wir gehen zusammen fort. Weg hier. Jeden Tag im Laden stehen, Bewerbungsfotos und Familienbilder ausleuchten, Haustiere knipsen und Batterien für Digis verkaufen. Ich steig aus.«

Es klingt, als ob Netti diesen Satz schon oft laut geübt hat. Ich steig aus. Rita wechselt von einem Fuß auf den anderen. Ihr ist bis in die Schenkel hoch kalt. Sie zwingt sich, ruhig stehen zu bleiben.

»Und wohin?«

»Wir gründen ein Reiseunternehmen für Touren auf einem Segel-Katamaran. Es gibt vier Passagierkabinen, Platz für vier Paare pro Tour. Damit kann man richtig Geld machen. So ein KAT ist nicht billig, gebraucht bist du schnell bei 300.000 Euro. Aber das rechnet sich mit der Zeit. Mike will das seit Jahren machen.«

»Du kannst doch nicht segeln.«

»Mike kennt sich mit so einem Ding aus, und ich übernehme die Küche für die Gäste an Bord. Die sollen richtig verwöhnt werden.«

Alles bereits genau geplant. Rita beschleicht das Gefühl, dass sie hier nicht Ratgeberin, sondern Testperson ist. Wie wirkt Nettis neuer Lebensentwurf auf Dritte?

»Und was ist mit Tom Boy, kommt er mit?«

»Der muss ja zur Schule.«

Rita wartet.

»Wir werden nicht immer auf Tour sein. Unser Heimathafen bleibt natürlich Deutschland.«

»Aber nicht München, sondern Kiel oder Hamburg. In jedem Fall am Wasser, oder?«

»Das wird man sehen. Auf jeden Fall wird Tom mehr in die Vaterpflicht genommen. Kann nicht schaden. Dann erfährt er mal, was es heißt, rund um die Uhr verfügbar zu sein.«

Rita wickelt das Geschenkband um den kleinen Finger und zieht daran, bis sich das Band tief eingräbt und die Fingerkuppe anschwillt. Als der Schmerz unerträglich wird, schreckt sie auf. Sie fährt mit dem Daumen über die Kuppe. Taub. Sie löst das Band, und das Blut fließt zurück.

Sie blickt auf und begegnet Nettis Augen.

Netti, das Pokerface.

»Versprich mir, dass du TomTom nichts sagst.«

Rita nickt.

»Irgendwann musst du ihn einweihen. Du kannst nicht einfach so verschwinden.«

»Das wäre das Einfachste.«

»Planst du allen Ernstes, dich in einer Nacht- und Nebelaktion mit deinem Lover davonzumachen?«

Netti wehrt mit der Hand ab.

»Du musst es mir überlassen, Tom davon zu erzählen.«

»Und Tom Boy.«

»Früher oder später.«

»Warum wolltest du mit mir reden, wenn du dich schon entschieden hast?«

»Mike hat seiner Frau vor einer Woche reinen Wein eingeschenkt, seitdem hängt bei denen der Haussegen schief. Die flippt völlig aus.«

Rita schaut sich suchend nach Tom Boy um. Wo bleibt er nur?

»Verständlich, schließlich geht ihr Lebensentwurf in die Brüche«, sagt Rita.

»Die ist so abhängig von ihm. Kein Wunder fühlt Mike sich eingeengt.«

Rita tritt von einem Bein aufs andere. Sie mag Netti gern. Ihre Energie, die Flapsigkeit den ernsten Situationen des Lebens gegenüber. Und dass sie ein Stehaufmännchen ist. Sie hat sie oft um ihre Sturheit beneidet. Und darum, wie sie sich mit Leichtigkeit durchs Leben blufft. Dazu ihr überschäumender Charme und ihre Kreativität.

Rita fragt sich, ob Netti es zu schätzen weiß, wie gut sie als Fotografin ist. Obwohl sie keine professionelle Ausbildung hat und damals nur durch Tom zur Fotografie kam.

Für sie war Netti immer eine Lebenskünstlerin. Eine, die leicht unterschätzt wird und das für sich optimal zu nutzen weiß.

Rita hat sich oft hinter sie gestellt und sie verteidigt. Netti ist die Jüngste von ihnen, und sie als Älteste hatte oft das Gefühl, sie vor Stines und Babs harten Urteilen beschützen zu müssen.

Aber jetzt weiß sie nicht, was sie sagen soll. Wo bleibt denn der Junge. Jemand schlägt ihr mit voller Wucht auf den Rücken.

»Los jetzt! Komm Rita, ich zeig dir was. Du musst mir sagen, ob ich es kaufen soll oder nicht. Ganz schön teuer. Aber so toll.«

Mit einem Seitenblick auf Netti zieht Tom Rita hinter sich her. Sie legt den Arm um seine Schulter und beugt sich hinunter.

»Hier, soll ich das Geschenk tragen, oder willst du es nehmen?«

»Ich muss meine Hände frei haben. Sonst kann ich nicht richtig sehen, was es alles Tolles gibt.«

»Verstehe. Wo geht's lang?«

Sie drückt ihn im Gehen an sich.

»Hier lang, da gibt's die besten Stände. Ich war schon überall. Ich weiß, wo alles ist, und wo es am besten ist.«

Er schaut zuerst zu ihr hoch, dann dreht er sich nach Netti um, ob sie ihnen folgt.

17

Nichts hat sich verändert. Alles ist so wie früher.

Eigentlich wollte sie Netti und Tom Boy absetzen und nach Hause fahren. Aber sie ließ sich von den beiden breitschlagen, auf eine Tasse Tee mit reinzukommen.

Wie immer nimmt Netti den Weg durch den Laden in die Wohnung, obwohl es übers Treppenhaus kürzer ist. Von dem Ladengeschäft gehen sie durch ein Fotostudio in den Flur der kleinen 3-Zimmer-Wohnung.

TomTom ist nicht da, Netti erwartet ihn jeden Moment von einem Hochzeitsshooting zurück.

Während Netti in der Küche Teewasser aufsetzt und Tom Boy mit den Geschenken in seinem Zimmer verschwindet, geht Rita ins Studio zurück und schaut die Bilder an, die an der Wand hängen.

Einige größere und bereits gerahmte Fotos stehen gegen die Wand gelehnt auf dem Boden. Eines kommt ihr bekannt vor. Es ist undeutlich, weil es draußen inzwischen nahezu dunkel ist und das Licht aus der Wohnung nur einen Teil des Studios beleuchtet. Sie nimmt es hoch und hält es gegen das Licht.

Der Hintergrund ist fast schwarz. Bei dieser Beleuchtung und in Großformat hat das Porträtbild etwas Magisches, Übermenschliches. Ein Avatar starrt sie seitlich aus den Augenwinkeln an.

Es ist Jan.

»Das ist eines meiner besten Porträts. Dabei hat er sich angestellt, du machst dir keine Vorstellung.«

Netti steht gegen den Türrahmen gelehnt, den Kopf zur Seite gelegt, den Blick auf Jan.

»Ich hätte das Shooting fast abgebrochen. Aber am Schluss hat er mir aus der Hand gefressen.«

Ihr Gesicht spiegelt Stolz wider. Und Spott.

»Ist nicht leicht zu durchschauen, der junge Mann.«

Netti zögert und fährt fort.

»Irgendwann hat er mir vertraut. Dann war's ganz einfach. Heute ist er so stolz auf das Bild, dass er es in alle Portale hängt. *Stayfriends, MySpace, Facebook, StudiVZ*, und wie sie alle heißen. Und dann schickt er mir den Link, um zu zeigen, wo er überall damit protzt. Im Ernst, die vielen Online-Kommentare zu dem Foto machen mich schon stolz. Das motiviert.«

Rita schluckt. Ob er Netti von *Perfectaffairs.de* erzählt hat? Das hätte sie ihr angemerkt. Oder?

»Auf dem Bild wirkt Jan extrem attraktiv«, sagt Rita. »Im Ursprung des Wortes. Anziehend. So habe ich ihn nie gesehen.«

»Sehr sexy. Ich weiß. So sehe ich ihn. Wusste nie, was er von Babs will. Ich habe den beiden damals höchstens ein Jahr gegeben.«

Rita brummt etwas Unverständliches und stellt das Bild vorsichtig auf den Boden zurück. Netti stößt sich vom Türpfosten ab.

»Jan und ich sind vor Jahren zusammen im Bett gelandet. Da war er schon mit Babs zusammen. Das weiß keiner.«

Rita wird heiß. Sie erinnert sich daran, was Netti auf dem Weihnachtsmarkt gesagt hat. Eine meiner Affären kennst du.

»Schau nicht so. Ist doch nichts dabei. Wir haben uns schon immer gut verstanden. Da passiert so was. Ich wusste, dass das für Tom nie gefährlich wird, und Jan konnte sich darauf verlassen, dass ich Babs gegenüber den Mund halte. Wir sind schließlich Freundinnen.

»Wann war das?«

»Das letzte Mal vor über einem Jahr an dem Nachmittag, als ich das Bild geschossen habe. Er kam zu mir und wollte »richtig scharfe Bilder« von sich. Auch Fotos mit nacktem Oberkörper, die Babs bis heute nicht gesehen hat.«

Netti schiebt Rita vor sich her in die Küche.

»Ich hatte es übrigens nie nötig, mein Profil auf ein Seitensprungportal zu stellen.«

Sie lacht.

Rita ist froh, in der Küche zu sitzen und Jans Porträt nicht mehr zu sehen. Sie hätte gleich nach Hause fahren sollen.

»Du bist Babs beste Freundin.«

»Zwischen Jan und mir stimmt die Chemie. Er ist ein attraktiver Mann. Er wollte, ich wollte. Punkt. Mit Babs hat das nichts zu tun. Und es ist nicht oft passiert.«

»Bitte keine Strichliste.«

»Seitdem ich Mike kenne, habe ich Jan nicht mehr getroffen. Intim getroffen. Wir verstehen uns immer noch gut, und er hat anderen von den Bildern vorgeschwärmt. Daraus haben sich neue Aufträge ergeben. Alle wollen ihre individuelle, digitale Set-Karte, um im Netz wer zu sein.«

Netti stellt zwei Tassen auf den Küchentisch und schenkt Tee ein. Rita wärmt ihre Hände an der Tasse, hebt sie hoch und riecht.

»Entspannt und glücklich«, sagt Netti.

Rita ist irritiert.

»So heißt der Tee. Mit Rosenblättern. Den trinke ich zurzeit immer. Seit einigen Monaten vertrage ich keinen Kaffee mehr, der Stress. Bin auf Tee umgestiegen.«

Rita nimmt einen Schluck, ohne Netti dabei aus den Augen zu lassen.

»Schmeckt er dir?«

Rita nickt. Sie stellt die Tasse ab und zieht die Ärmel des Pullis über die Hände. Mit der rechten Hand den linken Ärmel, mit der linken Hand den rechten. Dann kreuzt sie die Arme vor der Brust.

Netti schiebt ihre Teetasse auf dem Tisch hin und her und verteilt den überschwappenden Tee in Schlieren über den Tisch. Dabei schaut sie das entstehende Muster so konzentriert an, als ob sie darin ihre Zukunft erkennt.

Ritas Augen folgen den Bewegungen der Tasse.

»Jan. Glaubst du, er ...« Sie räuspert sich. »Geht er öfter fremd?«

Netti schaut auf. Der Blick, mit dem sie Rita anschaut, ist undurchdringlich. Vorsicht? Berechnung? Wissen? Oder Mitleid.

»Ich habe ihn eigentlich nicht als notorischen Schürzenjäger eingeschätzt. Früher.«

Sie schaut Netti fragend an und zwingt sich, ihrem Blick standzuhalten. Netti schaut als Erste weg.

Sie fährt fort mit ihren langsamen Bahnen über den Tisch. In der Stille klingen die Schleifgeräusche wie das Kratzen eines groben Schmirgelpapiers auf empfindlichen Antiquitäten.

Netti lässt sich mit der Antwort so lange Zeit, dass Rita mit der Hand abwinkt, ach, vergiss es.

»Was heißt das schon. Notorischer Schürzenjäger. Jeder ist irgendwann ein notorischer Schürzenjäger. Das war früher anders. Da gab es die notorischen Schürzenjäger und die Guten. Die Schlampen und die braven Ehefrauen. Wenn du meinst, dass er wahllos fremdgeht oder eine Zweitfrau hat, nein, das glaube ich nicht.«

Netti fährt mit den Fingern die nassen Schlieren nach. Sie wischt ihre Hand an den Jeans trocken und schaut auf.

»Aber er verbindet mit der Ehe kein Treuegelöbnis, aber wer tut das schon. Wirklich.«

Ich tat es. Paul und ich. Wir sind ein Treuegelöbnis eingegangen, und nachdem es schieflief, ist eine Welt zusammengebrochen. Für Paul, und für mich wenig später auch. Rita schluckt und öffnet den Mund. Sie kann es Netti nicht erzählen. Auch nach all der Zeit nicht.

Sie sprang hoch, ganz ohne Netz, und landete hart. Zwischen fliegen und fallen ist zunächst kein Unterschied zu spüren.

18

»Warum interessiert dich Jans Einstellung zur Treue? Ich hätte dir nicht davon erzählen sollen. Ist ja längst vorbei.«

Netti springt auf und geht ins Fotostudio.

»Ich zeig dir meine Sammlung aussortierter Familienbilder. Die Truhe ist voll. Witzig, sie fungiert als Wartebank für meine Kunden. Sie sitzen auf einem Haufen Schrott-Fotos und warten, dass ich das Beste aus ihnen raushole. Gelingt das nicht, hat sich das Shooting für mich trotzdem gelohnt. Das *Lothringer 13* hätte sicher Interesse an einer Ausstellung. Netti, die Fotokünstlerin. Wer hätte das gedacht.«

Rita ist ihr ins Studio gefolgt und schaut zu, wie sie den Deckel der Truhe hebt. In dem Moment klopft jemand an die Ladentür. Tom. Netti geht in den Laden und schließt auf.

»War das eine Scheißfahrt. Meterhoch Schnee, und darunter Eis. Die Außenaufnahmen waren ein Albtraum. Weiße Braut in weißer Schneelandschaft. Und der Bräutigam im schwarzen Smoking. Wer trägt denn zur Hochzeit einen schwarzen Smoking. Die Braut kam auf dem Bild gar nicht, und der Bräutigam sah aus wie ein Pinguin am Nordpol.«

Tom nimmt Netti in den Arm. Rita schaut vom Fotostudio in den gemütlichen Ladenraum.

Tom hat sich überhaupt nicht verändert. Wirre dunkle Haare, Combat Hosen mit aufgenähten Taschen hinten und an den Schenkeln und seine ewigen Doc Martens. Er ist fast zehn Jahre älter als Netti, wirkt aber deutlich jünger als 46 Jahre. Tom sieht sie im Halbdunkel stehen.

»Hey, wusste gar nicht, dass du zu Besuch kommst.«

Er geht schnell auf sie zu, zieht sie an sich und küsst sie rechts und links auf die Wange.

»Gut siehst du aus. Das ist ja ewig her. Wie du siehst, hat sich nichts verändert. *Never change a winning team.*«

»Du auch. Ich meine, du siehst auch gut aus. Sehr gut! Kein Jahr älter.«

Tom fährt mit beiden Händen durchs Haar, die in Wirbeln nach allen Richtungen abstehen.

»Ein paar graue Haare mehr. Wo ist Junior? Ihr wolltet doch auf den Weihnachtsmarkt.«

»In seinem Zimmer, er ist mit den Weihnachtsgeschenken beschäftigt. Streng geheim«, sagt Netti.

Netti geht ins Studio und schließt die Truhe.

»Rita hat mir von ihrer Erfahrung mit Männern aus dem Internet erzählt. Spannend. Sie kann sich kaum retten vor Angeboten und hat jede Woche ein neues Date. Hast du auch ein Profil im Internet? Rita erzählt, dass dort immer mehr Ehemänner nach einer kleinen Abwechslung suchen.«

Tom schaut von Netti fragend zu Rita, die rot wird.

»Jetzt tu nicht so, als ob du eifersüchtig bist, wenn wir beide wissen, dass du keinen Grund hast«, sagt Tom.

Er zieht Netti provozierend an den Haaren und bringt sie zum Lachen.

»Ich hole uns Pizza. Habe seit dem Frühstück nichts gegessen. Rita, bleibst du zum Abendessen?«

»Ich bin nur schnell auf eine Tasse mit reingekommen. Ein anderes Mal.«

Tom schließt die Ladentür auf.

»War eine schöne Überraschung, dich wieder zu sehen. Lad' mich doch zu eurem Pokerabend ein. Ich bin im Vergleich zu Netti zwar eine Niete, aber es macht Spaß. Solange es nicht um Geld geht, hält sich der Verlust in Grenzen.«

Er zwinkert Rita zu, hebt die Hand und zieht die Tür hinter sich ins Schloss. Netti schließt ab. Rita greift nach ihrem Mantel.

»Musstest du vor Tom meine Internetbekanntschaften erwähnen? Das geht ihn doch nichts an.«

»Ach was, das ist ihm egal, was du machst. Außerdem habe ich nicht erwähnt, dass du bei einer Seitensprungagentur bist.«

Rita küsst Netti auf die Wangen. Sie muss weg.

»Verabschiedest du mich bei Tom Boy? Bis Dienstag.«

»Der Pokerabend fällt doch aus. Erst wieder die Woche drauf.«

Richtig. Babs und Stine im Weihnachtsstress.

»Lass uns telefonieren. Ich bin gespannt, was sich mit diesem Casanova Cyrano tut.«

»Mach's gut.«

Rita hört, wie Netti hinter ihr die Ladentür schließt und zwei Mal den Schlüssel umdreht. Sie geht mit tastenden Schritten zum Auto, das unter einer Schneeschicht liegt. Wie von einer Schlange verschluckt.

Wie schafft Netti das bloß. Dass ihr niemand jemals etwas krummnimmt. Wütend kehrt sie mit einem Handbesen den Schnee von den Seitenfenstern, dem Rückfenster und von der Frontscheibe. Sie spürt ihre rechte Hand nicht mehr. Warum hatte sie nicht gleich auf dem Weihnachtsmarkt abgewinkt. Musste sie sich von Netti zur Vertrauten machen lassen. Verdammt. Sie wird doch nicht allen Ernstes als Köchin auf einem Segelboot anheuern.

Wie damals, als sie ihr Studium abbrach, um sich mit einem Fotografen, in den sie sich verliebt hatte, selbstständig zu machen, obwohl sie noch nicht einmal eine Kamera besaß, keine Ahnung von Blenden und Belichtungszeiten hatte.

Und heute haben sie dieses kleine, aber feine Unternehmen, zu dem sie einen wesentlichen Teil des Erfolges beiträgt. Pokerface Netti, die alle durchschaut, macht Porträtaufnahmen, dass es Rita die Schuhe auszieht.

Sie schlägt ihre Winterstiefel jeweils einmal kräftig gegen die Tür und steigt ein. Sie schafft es kaum, das Auto anzulassen, so steif sind ihre Hände. Endlich gelingt es ihr. Sie schaltet die Heizung ein, ihre Hände tauen langsam auf. Im Radio läuft *Pokerface* von Lady GaGa. Klar, was sonst. Sie wippt im Takt.

Falls Netti das mit diesem Mike wirklich durchzieht, dann traut sie ihr zu, dass das Kreuzfahrtunternehmen mit Katamaran für Schmalspur-Abenteurer ein Erfolg wird. Sie hat es schon einmal geschafft, aus dem Nichts ein solides Geschäft aufzubauen. Sie bewies Durchhaltevermögen und Können. Wer weiß schon, welches Blatt Netti hat und mit welcher Strategie sie spielt.

Rita geht auf die Kupplung und legt den ersten Gang ein.

Aber warum lässt Netti sich auf so ein Spiel ein? Warum wieder was ganz anderes anfangen. Etwas, das nichts mit ihr zu tun hat. Tom und ihren Sohn zurücklassen, und einem anderen Mann bei der Verwirklichung seines Traums folgen.

Hat sie denn keinen eigenen.

Rita schüttelt den Kopf. Sie durchschaut Netti nicht. Genauso wenig wie Jan.

Es wird höchste Zeit, die Sache mit Jan zu klären. Die Angelegenheit muss vom Tisch. Sie drückt aufs Gas und schlingert Richtung Isar nach Hause.

19

* NETTI *

Als Rita mir am Telefon sagte, dass sie mich zum Pokerabend einlädt, war ich froh, dass sie mein Gesicht nicht sah. Sie war begeistert von der Idee und erwartete von mir dieselbe Begeisterung. Schließlich sei ich ja die Erfinderin der Pokerrunde, betonte sie und klang dabei, als wolle sie mir einen Lorbeerkranz ums Haupt binden. Danke für die Blumen, aber das ist ewig her. Und überhaupt, momentan ist mein Leben schwierig genug, auch ohne die Komplexitäten einer Frauenrunde, die zehn Jahre auf Eis lag und der jetzt, quasi im Mikrowellenverfahren, neues Leben eingehaucht werden soll. Rita und Babs wieder an einem Tisch! Und dann auch noch beim Pokerspielen, das kann nicht gut gehen. Stine hatte ich schon ewig nicht mehr gesehen, ich wusste nicht einmal, ob sie überhaupt noch in München lebt. Der Pokerabend war dann doch irgendwie ... nett. Da war eine Verbundenheit zu spüren, selbst Stine gegenüber ... schon verblüffend, dass eine Studentenfreundschaft so lange hält. Früher sind wir Freundschaften eingegangen, heute Bekanntschaften. Das steckt hinter dem Erfolgskonzept von *Stayfriends*, die Sehnsucht nach der alten Vorstellung von Freundschaft.

Bei Rita schien sich ja gar nichts verändert zu haben. Das war erschreckend, diese Zeitreise in die Vergangenheit. Derselbe Job, dasselbe Loch als Wohnung, und ich glaube, sie ist über die Scheidung von Paul bis heute nicht hinweg. Jemand müsste ihr mal sagen, dass man spielen muss, um zu gewinnen.

Was ich heute Rita erzählt habe, stimmt nicht. Ich fühle mich nicht wie auf einem Pulverfass, das jeden Moment hochgeht. Viel schlimmer. Es ist, als ob ich im falschen Film spiele, in den ich hineingeraten bin, ich weiß nicht wie, das Drehbuch steht fest, und ich spiele zwar die weibliche Hauptrolle, ohne mich gäbe es den Film gar nicht, oder es wäre ein völlig anderer, gleichzeitig habe ich keinen Spielraum. Ich erfülle die Erwartungen des Regisseurs und der Mitspieler und spreche die Worte, die ein anderer mir in den Mund legt.

Das Problem ist, dass kein Pulverfass hochgehen wird. Solange ich meine Rolle erfülle, dreht sich die Filmrolle weiter im Kreis, und ich bin sicher. Diese Sicherheit, diese Vorhersehbarkeit der nächsten Szene, aller Szenen, erstickt mich.

ICH. BEKOMME. KEINE. LUFT

Jetzt spiel nicht schon wieder die *Drama-Queen*. Babs muss es ja wissen, bei ihr funktioniert alles wie am Schnürchen. In diesen Momenten hasse ich sie. Ihr ewiges »Jetzt sei doch realistisch« oder »Jetzt benimm dich doch EINmal erwachsen.« Als ich die ersten Monate nach Tom Boys Geburt völlig geplättet war und das Kind am liebsten beim Herrn da oben mit dem Vermerk »Zurück an Absender« abgeliefert hätte, war ihr einziger Kommentar: »Niemand hat behauptet, dass Kinderhaben eine Wellnessveranstaltung ist.« Vielen Dank auch für die Lebensweisheit.

Babs, die perfekte Mutter und Gattin, die große Schwester, abgeklärt und lebenserfahren. Ich bin in der Rolle der kleinen Schwester, die niedlich, unerfahren und unberechenbar ist, auf ewig gefangen. Als Nachzüglerin und Nesthäkchen ist es die Rolle, die ich am besten kenne. Als ich auf die Welt kam, war mein Bruder schon zehn, und so wuchs ich quasi mit drei Elternteilen auf. Mein großer Bruder hat mich gefüttert, gebadet, in den Kindergarten gebracht, hat mit mir Schulaufgaben gemacht und mir Mathe erklärt. Er hat mich geschimpft, ermutigt, geliebt. Abgöttisch. Er hat mich erzogen, manchmal auch verzogen, und war wichtiger als meine Eltern. Hätte ich ein Elternteil verloren, das hätte ich verkraftet. Aber mein Bruder, wenn der eines Tages nicht mehr da gewesen wäre, das hätte mich umgehauen. Er war mein Held, meine erste große Liebe, Mutter und Vater in einer Person.

Und ich war seine kleine Schwester, sein Kind, sein kleiner Frechdachs, seine kluge Maus, die er überallhin mitschleppte. Er war stolz auf mich und erzählte allen, was ich schon alles kann. Mein großer Bruder brachte die Welt immer wieder für mich in Ordnung und gab ihr Sinn. Er hatte diese Macht, und er setzte sie für mich ein.

Als er 18 Jahre alt war, nahm er an einem Schüleraustausch teil. Er ging im Sommer vier Wochen nach Frankreich, eine schlimme Zeit für mich, und als er zurückkam, hatte er seinen Austauschschüler im Schlepptau, der vier Wochen bei uns leben sollte. Zuerst war ich eifersüchtig und versuchte mit allen Mitteln, mich in den Vordergrund zu spielen und meinen großen Bruder wieder in unsere eingeschworene Zweiergemeinschaft zu ziehen. Eigenartigerweise klappte das dieses Mal nicht, also fand ich mich damit ab, der andere würde ja bald wieder verschwinden.

Die beiden spielten stundenlang Schach, dann gingen sie zu Kartenkunststücken über, schließlich brachten sie mir Poker bei, weil sie »einen dritten Mann« brauchten. Ich lernte die Regeln schnell, und mein Bruder war stolz auf mich. Unglaublich das Mädel, sagte er jedes Mal, wenn ich mit großem Ernst meinen Einsatz erhöhte.

Es war bei den Pokerspielen, irgendwann spürte ich, dass etwas anders war. Ich fing die Blicke auf, die sich mein Bruder und der andere über die Karten hinweg zuwarfen. Zuerst dachte ich, das gehört zum Bluffen, Signale aussenden, die den Mitspieler in die Irre leiten. So hat er es mir erklärt, also saß ich mit maskenhaftem Gesicht da und wagte nicht, jemanden direkt anzuschauen. Aus den Augenwinkeln sah ich Signale zwischen den beiden, die ich nicht verstand. Bis ich eines Tages die beiden in eindeutiger Umarmung auf dem Balkon stehen sah, da verstand ich, obwohl erst acht Jahre alt, alles. Und mein Leben änderte sich mit einem Schlag, denn ich fühlte, dass ich in der Welt meines Bruders ab sofort eine Nebenrolle spielte. Unwichtig geworden war. Ich war allein.

Kinder werden diesbezüglich unterschätzt. Kinder werden grundsätzlich unterschätzt. Tom Boy spürt genau, was sich bei mir tut, dass ich auf dem Absprung bin. Er kann es nicht in Worte fassen und weiß es auch nicht bewusst, aber sein Instinkt sagt ihm, dass seine kleine Welt angezählt ist, dass unsere Familie endlich ist. Ich sehe mich in ihm und erkenne, dass er an demselben Punkt ist wie ich damals, als mein Bruder sein *Coming-out* hatte und in eine Welt eintauchte, zu der ich keinen Zugang hatte.

Es heißt ja, dass Jungs sich ab einem gewissen Alter mehr dem Vater zuwenden, dieses ganze Identifizierungsdings, und dass die Mutter in den Hintergrund tritt. Das ist Quatsch. Obwohl Tom viel mit Tom Boy unternimmt und die beiden sich lieben, ist das zwischen Tom Boy und mir auf eine andere Art sehr intensiv. Als er vielleicht so sechs war, habe ich sein Gesicht im Spiegel gesehen, wie er mich anschaute. Ich putzte mir gerade die Zähne und summte vor mich hin, Tom Boy fühlte sich unbeobachtet. Sein Gesicht war, wie soll ich das beschreiben ... sein Gesicht war eine einzige Studie in Liebe. Tief, bedingungslos und zu allem bereit. Dieser kleine Kerl würde mich gegen Riesen verteidigen. Selbst bei meinem Sohn löse ich einen Beschützerinstinkt aus, habe ich gedacht. Aber vielleicht gehört das zur Liebe, ist ihr Kern, ich weiß es nicht.

Seitdem habe ich diesen Blick oft an ihm gesehen, aber immer nur, wenn er glaubt, ich sehe es nicht. Ich gehe zu ihm hin, fahr mit der Hand durch seinen Wuschelkopf und sage: »Na, Großer, alles klar bei dir?« Er zuckt mit den Schultern, schaut mich mit seinen tiefblauen Augen fest an und nickt, auch er schon ein guter Pokerspieler.

Das wird nicht leicht für ihn, ich weiß das, und jedes Mal, wenn ich daran denke, möchte ich gleichzeitig davonlaufen und bleiben und ihn beschützen. Für immer. Aber das geht nicht.

Irgendwo habe ich mal gelesen, eine gute Mutter weiß nicht nur, was ihren Kindern und ihr selbst guttut, sie ist auch in der Lage, auf dieser Grundlage Entscheidungen zu fällen. Das hat für mich lange Zeit Sinn gemacht, von allen Gutmutterdefinitionen konnte ich mit der am meisten anfangen. Aber was Tom Boy guttut, ist nicht identisch mit dem, was mir guttut. Wir sind schließlich schon lange nicht mehr mit einer Nabelschnur verbunden, sondern getrennte Einheiten. Und während er weiß, wer er ist, fühle ich mich selbst schon lange nicht mehr. Wer bin ich, und was macht mich aus? Das muss ich herausfinden. Erst wenn ich mich selbst fühle, kann ich Tom eine Mutter sein, deshalb habe ich diese Entscheidung gefällt.

Tom wird das schaffen, er ist klug und stark. Er wird geliebt. Er ist unabhängig, wie ich. Sein Vater ist anders. Manchmal packt mich die Wut. Warum merkt er denn nichts, man kann doch nicht jahrelang so blind sein, oder macht er das absichtlich? Tut er nur so und denkt: Sie wird schon darüber wegkommen, wenn ich es ignoriere, wird alles wieder so, wie es war. *Back to normal.*

Nur, was ist normal? Dass ich mich wie zu Besuch im eigenen Leben fühle? Ein Gast, der sich mit den Gegebenheiten arrangiert, höflich und rücksichtsvoll ist, die Erwartungen der anderen erfüllt und wenn nicht, zumindest keine Konfrontation heraufbeschwört? Möglichst wenig Spuren hinterlässt, das Meer nicht aufwühlt, seine Rolle spielt: Ehefrau, Mutter, Geschäftspartnerin? So könnte es die nächsten Jahre weitergehen, ohne dass ein Pulverfass explodiert.

20

Babs hat Recht. Zu wenig Platz. Schals, Mäntel, Jacken, ganz unten die für den Sommer, zuoberst die aktuell getragenen. Sie balanciert und wühlt und findet keinen Platz für ihren Mantel. Sie ist müde, und ihr ist kalt.

Es riecht nach dem indischen *Take-away-Curry* von vor zwei Tagen. Im Flur gibt es keinen Abzug, und die Gerüche halten sich tagelang und setzen sich in der Garderobe fest. Deshalb kocht sie selten.

In ihrer Wohnung ist noch nicht einmal Platz für eine Freundesecke nach *Feng Shui*. Kein Wunder, dass die alten Freunde aus ihrem Leben verschwinden und keine neuen nachkommen.

Sie geht ins Zimmer und schaltet die Heizung ein. Auf den zwei Fenstern der Dachschräge liegt zentimeterdick Schnee. Das macht ein schummrig-graues Licht, das, wenn die Sonne scheint, ins Bläuliche geht.

Sie liebt das Gefühl, hoch über der Stadt in einem Iglu zu wohnen. Leider schneit es selten so viel, dass der Schnee auf den Fenstern liegen bleibt. Und morgen ist Montag, sie wird nicht zu Hause sein, um das Iglu-Gefühl auskosten zu können.

Rita geht auf die Zehenspitzen und legt die Hand von innen gegen das Fenster. Kalt und feucht. Sie meint, die Schwere des Schnees gegen ihre Handfläche zu spüren. Wie beruhigend.

Sie legt ihren Kopf an den ausgestreckten Arm. Am liebsten möchte sie in ihrem Iglu bleiben, zu den Dachfenstern hochschauen und nachdenken, an nichts denken, sich in eine Decke einwickeln und sich vorstellen, sie wäre von der dunklen Wärme des Schnees umgeben.

Kein Ton dringt zu ihr.

Bis das Tauwetter einsetzt, der Schnee auf den Fenstern zu

schmelzen beginnt und eines Tages mit einem lauten Wusch abrutscht. Die Sonne trocknet in Minuten die letzten Reste auf den Scheiben und legt zwei Augen frei, die glasklar in den Himmel schauen und strahlendes Licht einlassen.

Sie blinzelt und lässt den Arm fallen. Die Kälte ist von der Hand ins Ellbogengelenk und die Schulter hochgekrochen. Sie steckt die Hand unter die Achsel des anderen Armes und wärmt sie. Dann schaltet sie den Laptop ein.

Sie geht in den Flur und setzt Teewasser auf. Sie wäscht sich, zieht ihren Schlafanzug an, den Morgenmantel darüber und dicke Wollsocken. Abendessen? Keinen Hunger. Sie sucht nach Keksen und findet eine Tüte mit japanischem Reisgebäck. Sie wirft sie in den Müll und gießt den Tee auf. Melissentee. Was zum Entspannen. Sie nimmt die Tasse in die eine Hand und die Kanne in die andere und setzt sich an den Computer.

Sie macht Fingerübungen, wie eine Falschspielerin vor dem Spiel ihres Lebens. Als ihre Finger endlich warm sind, greift sie nach der Maus und klickt auf *Perfectaffairs.de*. Während die Seite lädt, denkt sie an Cyrano/Mattes.

Ob er inzwischen geschrieben hat? Die Nacht mit ihm ist eine Woche her. Keine E-Mail, keine SMS. Anruf sowieso nicht. Das hat sie auch nicht erwartet. Aber eine kurze Nachricht: Nett war's. Vielleicht mit einem vertraulichen Smiley: Nett war's :-).

Sie klickt auf *Posteingang* und überfliegt die Einträge. Eine Mail von Cyrano. Endlich! Keine weitere Mail von Jan. Gut so. Die Profile von vier neuen Kandidaten. Vier! Zwei davon haben ihr schon eine E-Mail geschickt. Sie öffnet zuerst Cyranos Mail:

Vielen Dank für den schönen Abend. Nett war's :-)). Bin kommende Woche stark eingespannt, aber hast du vielleicht Montag in einer Woche Zeit? Ich könnte dann nach der Arbeit so gegen 19:30 Uhr direkt zu dir kommen, dann haben wir mehr Zeit :-). Ich wünsche dir eine schöne Woche. Ciao, Mattes

Sie ist hin und her gerissen zwischen Enttäuschung und Vorfreude. Erst in einer Woche. Zwei Wochen nach ihrem ersten Date!

Von wegen jede Woche ein Date. Das sieht Netti mal wieder zu optimistisch. Sie kann Mattes schlecht mailen, dass sie ihn eigentlich mindestens einmal pro Woche braucht.

Sie sagt ihm zu.

Es wird Zeit, dass sie die Sache aggressiv angeht, damit keine Engpässe auftreten. Vielleicht ist unter den neuen Kandidaten etwas Vielversprechendes dabei. Sie öffnet die Mail von *soft-drink_04*:

Hi Cindy, ich bin noch neu und stehe der ganzen Angelegenheit hier zwar etwas kritisch gegenüber, aber versuchen kann man es ja mal. Dein Profil klingt ganz interessant, und ich würde gerne mehr von dir erfahren. Tschüssi, René

Tschüssi ... Entweder sucht er eine Affäre, oder nicht. Entweder ist er bereit, fremdzugehen, oder nicht. Warum kostenpflichtig ein Profil reinhängen, wenn er der ganzen Angelegenheit »kritisch« gegenübersteht.

Wo bleibt die Begeisterung, das Abenteuer, die Verführung. Das Spiel!

Er ist garantiert einer von diesen Wasch-mich-aber-mach-mich-nicht-nass-Typen.

Profil anschauen oder gleich absagen? Sie öffnet sein Profil. Wenn das Fotoalbum für sie freigeschaltet ist, schaut sie die Bilder an und entscheidet dann, ob sie sein Profil liest.

Die Bilder sind nicht freigeschaltet. Sie klickt auf *Sich verabschieden.*

Auf zum Nächsten. *Thomas_1005.*

Grüß dich! Mein Name ist Thomas. Dein Profil macht mich neugierig. Mal schauen, ob ich es auch schaffe? Was ich suche, ist gar nicht so einfach, ich bin zurzeit nicht unglücklich, aber es fehlt so etwas die Spannung. Na dann, melde dich doch mal, und wir lassen uns überraschen. Viele Grüße, Thomas

Rita öffnet sein Profil.

Thomas ist 44 Jahre alt, 181 cm groß, verheiratet, und wohnt gemäß Postleitzahl im näheren Einzugsgebiet von München.

Ein Foto ist freigeschaltet. Er ist blond, am Strand, trägt ein buntes, kurzärmeliges Hemd, fröhliche Bermudahosen, die bis zu den Waden reichen, und hat eine beige Leinentasche mit einem Riemen quer über die Brust an der Seite hängen.

Nett. Nicht das, was sie sucht.

Sie klickt auf *Sich verabschieden* und trägt als Begründung in das Freitextfeld ein:

Sorry, aber du bist leider nicht mein Typ. Ich wünsche dir hier noch viel Glück. Cindy

Auf zum nächsten. *abolover69* und *FremdeHaut_x*. Beide Namen klingen vielversprechend. Sie klickt auf *FremdeHaut_x*. Er hat seine Bilder nicht für sie freigeschaltet. Er ist 39 Jahre alt, 179 cm groß, schwarze Haare, braune Augen und eine »normale Figur«. In seinem Vorstellungstext steht:

HU HU – kann ich deine Aufmerksamkeit haben ... das Leben, der Job und viele Dinge sind toll organisiert, aber HALT, da war noch was ... DOCH ... irgendwas ist im Leben abhandengekommen ... das LEBEN. Was ist das LEBEN??? Zärtlichkeiten, kuscheln, schmusen, Streicheleinheiten sind irgendwie abhandengekommen ... ich bin ein humorvoller Typ, lach gerne und viel... ich guck DICH an und zaubere dir ein Lächeln ins Gesicht.

Ein buntes, hüpfendes Smiley Männchen ersetzt den Punkt am Ende des Satzes. Witzig.

Sie klickt auf *abolover69*.

Er hat sein Fotoalbum mit zwei Bildern für sie freigeschaltet. Sehr dezent. Bilder freischalten, aber keine E-Mail schreiben. Damit signalisiert er, dass sie ihn sich in aller Ruhe anschauen kann. Wenn er gefällt, wird sie sich bei ihm melden. Das erspart ihm die Mühe einer E-Mail, und ihnen beiden die Peinlichkeit der Absage.

Das Porträtbild zeigt ihn hoch oben in der Luft. Im Flugzeug oder Helikopter, vielleicht auch im Winter in einer Seilbahn. Im Hintergrund sieht sie verschneite Bergspitzen und einen unglaublich klaren Himmel, der zum Greifen nah ist.

abolover69 hat ein wettergegerbtes Gesicht und leuchtende Augen. Blau oder grau. Rita wirft einen Blick auf die Altersangabe. 37 Jahre. Fünf Jahre jünger als sie. Zehn Jahre jünger als Paul.

Fast so jung wie Jan.

Das zweite Bild zeigt ihn mit nacktem Oberkörper und Bermudashorts am Strand, wie er gegen eine Bambushütte lehnt, die Arme vor der Brust gekreuzt, entspannt. Aber ohne zu lächeln. Am Dach der Hütte ist ein Schild angebracht. Die ersten paar Buchstaben sind zu lesen. *Surf...*

Ja, so siehst du aus, wie einer dieser ewig jungen Surfer. Rita spürt die Chemie. Volltreffer! Oder, wie Netti sagen würde, eine Sahneschnitte, gönn ihn dir! Sie hört Nettis herausforderndes Lachen.

Es wird Zeit, den ersten Schritt zu wagen. Die E-Mail soll locker und selbstbewusst klingen. Sie nimmt Bezug auf sein Profil und stellt Fragen, die ihm Stoff für eine Antwortmail geben.

Hey Abolover! Ist dein Name Konzept? Kann ich dich abonnieren, damit du mir regelmäßig zugestellt wirst? Wie lange ist die Laufzeit? Oder läuft das Abo automatisch aus? Danke, dass du deine Bilder für mich freigeschaltet hast, sie sind klasse! In welchem Land liegt dieser Strand? Ist es möglich, dass du Surfer bist? So viele Fragen :-). Schau dir doch mal mein Profil an, ich habe eben mein Fotoalbum für dich freigeschaltet. Hoffe, dir gefällt, was du siehst. Wenn du Fragen hast, schieß los. Einen schönen Rest-Sonntag, Rita

Sie klickt auf *Abschicken* und holt Luft. Es fühlt sich an, als ob sie minutenlang die Luft angehalten hat.

Sie ist nicht sicher, ob sie ihm gefällt. Es kann sein, dass er ihre Fotos sieht und sich nie wieder meldet. Aber sie ist bereit für ein bisschen Risiko. Wer nicht wagt, der nicht gewinnt. Der Einsatz liegt auf dem Tisch. Die *Odds* stehen gut. Das Spiel kann beginnen.

Jetzt zu dem Problemkandidaten Jan. Sie sollte sich von ihm verabschieden. Dafür gibt es diesen praktischen Knopf. *Ohne Kommentar.* Und er wird nie erfahren, wen er angebaggert hat.

Sie öffnet Jans Profil und schaut sein Bild an. Warum fühlt sie sich wie ein Voyeur? Fasziniert fährt sie mit dem Zeiger der Maus die Linien nach. Was er wohl hier macht? Ob er aktiv ist oder sein Profil nur so ausgefüllt hat. Aber er hat sie kontaktiert.

Sie liest noch einmal seine Mail:

Hi! Habe dich vorgeschlagen bekommen. Anscheinend ist Perfectaffairs *der Überzeugung, dass wir ideal zusammenpassen. Schau dir mal mein Profil an, und melde dich. Dein Profil hat mir gut gefallen. Ich habe meine Fotos für dich freigeschaltet und freue mich, wenn ich deine auch zu sehen bekomme. Bis bald, Janus*

Selbstbewusst wie immer. Bevor sie sich entschieden hat, schreibt sie schon:

Hallo Janus, dein Foto gefällt mir sehr gut. Wer hat das denn gemacht? Bist du wirklich so gut aussehend, wie du da rüberkommst? Wirklich sehr gelungen. Kompliment. Da zögere ich noch, dir meine langweiligen Urlaubsfotos zu zeigen. Grüße, Cindy

Und weg. Losgeschickt, bevor sie es sich anders überlegt.

Macht ihn ihre E-Mail neugierig, oder geht ihm das zu langsam? Wahrscheinlich hat er mehrere Eisen im Feuer. Wie sie.

Gut, dass sie mit Stine morgen zum Dessous-Shoppen verabredet ist. Seit Wochen will sie Stine von der Notwendigkeit überzeugen, verführerische Dessous anzuschaffen, die auch was kosten dürfen. Endlich hat sie eingewilligt.

Sie schließt das Postfach. Neben dem Icon steht: *Sie haben keine ungelesenen Nachrichten in Ihrem Postfach.*

Alles abgearbeitet. Das ging schneller als gedacht. Zufrieden fährt sie den Computer runter. Zeit fürs Bett.

21

Rita sieht Stine vor dem Haupteingang des Kaufhauses stehen und winkt ihr zu. Stines Kopf weist in ihre Richtung, aber sie reagiert nicht. Ihr Körper hängt wie ein nasses Handtuch an ihr herunter und ihr Haar, das sie offen trägt, ist glanzlos.

Beim Näherkommen registriert Rita, dass ihr Gesicht verhärmt aussieht. Eine Frau mittleren Alters. Rita geht langsamer. Ist es das, was andere in uns sehen?

Stine sieht sie immer noch nicht, obwohl es wirkt, als schaue sie ihr entgegen. Ritas Winken wird größer, wie eine Zielfahne auf der Rennstrecke. Keine Reaktion. Erst als sie Stine am Arm greift, wacht sie auf. Ihr Mund verzieht sich zu einem Lächeln.

»Hast du es doch noch geschafft.«

Rita umarmt Stine. Sie lässt es geschehen.

»Will ich einmal in der Woche einkaufen gehen, kommt garantiert was dazwischen. Das Meeting wegen unserem neuen Internet-Auftritt hat länger gedauert, tut mir leid, zähe Sache.«

Rita spricht schnell und schiebt Stine Richtung Kaufhaus.

»Jeder weiß, dass es wichtig ist, es soll aber nichts kosten. Jetzt gibt es eine Minimallösung. Aber ohne Interaktion, aktualisierten Angeboten und reibungsloser Transaktion brauchst du gar nicht erst anfangen. Vor allem in unserer Branche!«

Stine ist stehen geblieben.

»Der übliche Frust. Mach erfolgreiches Marketing, aber ohne Budget, denn das Geld wurde bereits für die Optimierung des Produkts ausgegeben. Aber was nützt ein gutes Produkt, wenn davon niemand weiß. Ist mit dir alles okay?«

Rita nimmt Stine am Arm und lenkt sie durch die Kosmetikabteilung im Erdgeschoss.

»Hinten links ist der Eingang, nach der Parfumabteilung.«

Zwei geraffte Vorhanghälften rahmen den Eingang des *Dessous-Shops*. Sie sind aus dunkelrosa Samt und werden in der Mitte von zwei goldenen Kordeln gehalten. Rita steht wie ein Conférencier auf dem Jahrmarkt mit ausgestrecktem Arm davor und winkt Stine durch.

»Tataaa! Kommen Sie her, treten Sie ein. Sie werden Dinge sehen, die Sie noch nie gesehen haben. Unglaubliches, Ungesehenes, Unverschämtes. Lassen Sie sich überraschen. Sie werden Ihren Augen kaum trauen.«

Stine geht an ihr vorbei. Sie lächelt. Na also.

»Ich weiß zwar nicht, was ich hier soll, aber der Eingang ist vielversprechend. Und die Umkleidekabinen. Wie in einem Pariser *Boudoir* des 18. Jahrhunderts.«

»Die Spiegel haben einen Gelbstich, der Orangenhaut garantiert wegzaubert, damit nichts das Dessous-Empfinden stört. In den Schaukästen an der Wand sind die *Accessoires*, die sie unter Verschluss halten.«

Sie zeigt auf Peitschen, Augenmasken, Lederhandschuhe, Pasties und schwere Halsringe aus Leder und Metall. Stine geht mit dem Gesicht nah an die Scheibe.

»Wow. Ganz schön teuer. Ein Set mit Peitsche, Augenmaske, Halsring, Handschuhe und diesen Brusttoddeln kommt auf Tausend Euro. Das hätte ich in diesem ehrwürdigen bayrischen Kaufhaus nicht vermutet. Wie werden die Toddeln an den Brüsten befestigt?«

Rita ist weiter gegangen und beugt sich über eine Vitrine. Stine schaut ihr über die Schulter.

»Das ist ja nett«, sagt Stine. »Genau das Richtige für Netti. Wie wär's, wenn wir zusammenlegen und ihr das zum Geburtstag schenken?«

In der Vitrine liegt eine Box in Form eines dicken, rosa Buchs. Darauf steht in verschlungenen Lettern *Warning! Contains Strip Poker Kit*. Vor der Box ist der Inhalt des »Baukastens« ausgebreitet: Pokerchips, Pokerkarten, auf denen Unterwäschemodells die

Kollektion vorführen, und ein Notizbuch mit der Gebrauchsanleitung. Es trägt den Titel: *The Winner Takes It All.*

»Dort hinten hängen die edlen Teile der Kollektion. Ich will mir schon lange ein Negligé kaufen«, sagt Rita.

Sie gehen an der Kasse vorbei in den hinteren Teil. Eine Verkäuferin folgt ihnen. Sie ist 1,90 Meter groß, hat lange, schwarz gefärbte Haare, trägt einen engen Rock und ein kurzes Muskelshirt. Auf dem linken Arm ist ein Riesentattoo, ein Tier mit einem langen Schwanz. Ein Drache oder eine Schlange.

Stine wirft Rita einen vielsagenden Blick zu, grinst. Der müde Ausdruck ist verschwunden, und ihr breiter Mund fällt in die bekannten Lachfalten.

Die bayerische Lara Croft erklärt ihnen, dass das die Luxuslinie ist. Sie trägt den Namen *Soirée* und ist handgenäht. Selbst die Swarovski-Kristalle sind einzeln mit Hand aufgestickt. Stine schaut auf die Preisetiketten. Sie reißt die Augen auf. Unter Zweitausend Euro ist die handgenähte Erotik nicht zu haben.

Rita greift nach einem cremefarbigen, kurzen Negligé aus Seide mit dezenter Spitze am Ausschnitt, aber ohne Swarovski-Kristalle. Entschlossen nimmt sie noch dasselbe in Schwarz und geht in ein *Boudoir.*

Sie probiert zuerst das schwarze Teil. Das macht sie blass und sieht, obwohl es so teuer ist, billig an ihr aus. Dann steigt sie in das helle. Perfekt. Ihre dunklen Brustwarzen scheinen durch die Seide, was ihre Brüste prall aussehen lässt. Die Farbe gibt dem Fähnchen eine edle Note, und ihre Haut wirkt nicht so blass. Sie schiebt den Vorhang ein Stück zur Seite.

»Stine?«

Stine blickt durch den Spalt auf Rita im Spiegel. Sie nickt anerkennend und greift nach dem Stoff, der unter ihrer Hand lebendig wird.

»Edel und sexy.«

Und mit Spott im Unterton:

»Daran wirst du ein Leben lang deine Freude haben.«

Rita schließt den Vorhang und zieht sich an. Als sie aus dem *Boudoir* kommt, steht Stine an der Kasse.

»Lass uns hier raus«, sagt Stine.

»Probierst du nicht auch was? Die haben extravagante Bodys.«

»Zu voll hier.«

Tatsächlich sind jetzt deutlich mehr Kunden im Shop als vorhin. Rita schaut sich um. Hauptsächlich Frauen, alleine, zwischen Mitte dreißig und Ende fünfzig, berufstätig und deshalb erst nach 19 Uhr beim Shoppen.

Nur ein Paar. Jünger, Ende zwanzig, die Hände in den Manteltaschen und offensichtlich nur am Schauen, nicht am Kaufen interessiert.

Ob die Frauen auf *Perfectaffairs.de* sind. Ob sie sich für ihren Lover oder den Ehemann erotisch einkleiden? Wahrscheinlich profitiert die gesamte Dessous-Industrie von der Tatsache, dass es für Frauen jeden Alters mithilfe des Internets ein Leichtes ist, Intimbekanntschaften im Duzend zu machen. Früher waren Frauen in dem Alter seit Jahren verheiratet, und welche langjährige Ehefrau kauft schon aufreizende Wäsche. Eine Minderheit, so viel ist sicher. Und jungen Frauen fehlt dafür das Geld.

Stine knöpft ihren Mantel auf und wieder zu und tritt von einem Bein aufs andere.

»Ich geh schon mal vor. An die frische Luft.«

»Warte, ich komm gleich dran.«

Stine schüttelt den Kopf und eilt Richtung Ausgang. Was hat sie bloß?

22

Stine ist verschwunden. Rita geht ein Stück in die eine Richtung und dann wieder zurück zum Eingang. Das Kaufhaus schließt bald, und es herrscht Gedränge vor den Türen. Sie geht ein Stück in die andere Richtung. Nichts.

Rita steht mit dem Rücken zur Wand neben den Glastüren und sucht mit Blicken in einem Halbkreis die Umgebung rastergleich ab.

Sie zieht ihr Handy aus der Tasche, da sieht sie Stine. Sie lehnt fünf Meter weiter an der Mauer, die den Eingang zur U-Bahn umgrenzt. Sie ist gebeugt und hält sich an der Mauer fest. Rita kämpft sich durch die Menge.

»Ist dir schlecht? Stine, hörst du mich?«

Stine reagiert nicht. Erst als Rita den Arm um ihre Schulter legt, hebt sie den Kopf. Ihr Gesicht ist aschfahl und schweißbedeckt. Rita erschrickt.

»Was ist los?«

Stine schüttelt den Kopf und klammert sich an der Mauer fest.

»Ich kann nicht.«

»Hast du Schmerzen? Lass uns hier weg.«

Stine schließt die Augen und sinkt tiefer. Rita umfasst sie von hinten und führt sie durch die Menge.

»Gleich sind wir raus aus dem Gedränge. Nur ein paar Meter.«

Als Stines Schritte sicherer werden, lässt Rita sie los und hängt sich bei ihr ein.

»Tief durchatmen. Du bist ganz blass.«

Rita drückt Stines Arm fest an sich.

»Lass uns zu mir, du kannst unmöglich Auto fahren. Oder soll ich dich nach Hause fahren?«

»Zu dir.«

Stine presst die Worte heraus.

»Tief durchatmen. Besser?«

Stine nickt.

»Du hast mir einen Schrecken eingejagt. Kannst du allein einsteigen, oder soll ich dir helfen?«

»Nicht nötig.«

Stine steigt ein und legt den Kopf gegen die Rückenlehne. Rita schaut zu ihr rüber, während sie das Auto startet.

»Wir müssen reden. Mit dir stimmt doch was nicht.«

Auf dem Weg zu Rita sprechen sie kein Wort. Erst als Rita das Auto parkt und nach der rosa Papiertasche mit dem Negligé reift, die sie auf den Rücksitz geworfen hat, blickt Stine auf.

»Wirklich schön, dieses Seidennegligé. Solltest dir öfter so was kaufen.«

Ihre Stimme klingt leise und verträumt. Rita schüttelt den Kopf.

»Du erschrickst mich zu Tode, und wenn ich frage, was los ist, machst du mir Komplimente.«

Rita stößt einen trockenen Laut aus. Stine grinst sie an.

»Schaffst du die Stufen in den fünften Stock?«

»Bringt den Kreislauf wieder in Schwung. Hast du was zu essen zu Hause? Ich habe plötzlich einen Riesenhunger.«

»Ich koche. Dann reden wir.«

23

Will sie wirklich wissen, was bei Stine schiefläuft? Sie kann nicht so tun, als wäre nichts gewesen. Schwamm drüber. Nicht, wenn jemand mitten in der Fußgängerzone umkippt.

»Lecker, genau, was ich jetzt brauche. Hast du Kapern in die Soße getan? Das liebe ich«, sagt Stine.

»Ich weiß. Und schwarze Oliven. Wein?«

Stine schüttelt den Kopf und schenkt Wasser nach.

»Also, was ist los.«

Stine stochert im Essen. Ein Riesenhunger sieht anders aus.

»Du hast abgenommen, lachst nicht mehr, bist nervös oder abwesend, und wenn ich dich frage, was los ist, weichst du aus.«

Stine greift nach dem Wasserglas und trinkt in langsamen Schlucken, als mache sie eine Strichliste. Strich. Strich. Noch einen. Strich. Den fünften quer. Rita hält es nicht aus.

»Eine Schwangerschaft kann es nicht sein. Bei deinen vier hattest du so viel Power, dass ich mir wie eine lahme Ente vorkam.«

»Fünf«, sagt Stine fest. »Es waren fünf Schwangerschaften. Und du hast recht, es ging mir blendend dabei.«

Nicht die Schultern einrollen und klein beigeben. Es gibt nur eine Gefahr, die der Freundlichkeit. Feige Freundlichkeit.

Rita kippt nach vorne und stützt die Arme auf den Tisch.

»Ich weiß.«

»Vier Schwangerschaften und ein Todesfall.«

Stine schaut sie herausfordernd an. Rita zwingt sich, nichts zu erwidern.

»Vier Kinder und ein Todesfall. Das macht auch fünf. Irgendwie.«

Rita bewegt sich nicht.

»Wenn ich gefragt werde, wie viele Kinder ich habe, dann dauert es eine Weile, bis ich antworten kann. Denn ich will fünf sagen. Aber da sind nur vier. Also antworte ich vier. Aber in meinem Kopf sage ich »fünf«. Und die Stimme, die das sagt, ist trotzig. Sie lässt sich nicht zum Schweigen bringen. Das weiß ich jetzt.«

»War es dir deshalb schlecht?«

»Ich ertrage keine Menschen.«

Rita kann sie kaum verstehen, so leise spricht sie.

»Ich will zu Hause bleiben und mich um die Kinder kümmern. Seitdem ich im Krankenhaus war, habe ich das Gefühl, sie brauchen mich besonders.«

Es ist totenstill. Stine wischt die Tränen von den Wangen, ihr Kopf ist auf die Brust gesunken.

Dann sprudelt es aus ihr heraus, ihre Stimme wird kräftiger. Als ob sie sich im freien Fall befindet und darauf vertraut, dass der Schirm sich öffnet.

»Die Situation ist schwierig für Hans. Früher sind wir oft ausgegangen. Ich kann das nicht mehr. Wenn wir im Kino oder in Ausstellungen sind, bekomme ich keine Luft und will weg. Ich weiß nicht, was ich da überhaupt soll.«

Rita stochert mit der Gabel in den Nudelresten herum.

»Als wir beim Shoppen waren, fandest du das doch auch spannend.«

»Als du in der Umkleide warst, stand ich in dem Geschäft und dachte: Was mache ich hier? Und dann war es plötzlich so heiß, und die Leute. Ich musste raus.«

Rita nickt.

»Weiß Hans, dass du Angst vor Menschenmengen hast?«

»Seine Lösung ist, dass ich jederzeit wieder schwanger werden kann. Er hätte gern ein Kind, obwohl er zwei aus einer vorherigen Beziehung hat.«

Stine greift nach einer Nudel und steckt sie in den Mund. Sie kaut konzentriert.

»In mir sitzt die Panik knochentief, dass sich die Plazenta ablöst, und ich wieder eine Fehlgeburt habe und dieses Mal wirklich verblute. Ich kann nicht vergessen, wie alles aus mir rausfloss, und ich nichts dagegen tun konnte. Ich habe mein Kind und mich davonfließen gespürt.«

Rita lehnt sich über den Tisch und nimmt Stines Hand.

»Als ich aus dem Krankenhaus kam, war alles anders. Aber für die anderen war alles wie immer. Ich habe Glück gehabt und vier gesunde Kinder. Ich hatte das Gefühl, ich muss funktionieren. Aber plötzlich hat nichts mehr funktioniert. Mir wächst alles über den Kopf. Ich vermisse das Unterrichten, und habe gleichzeitig Angst davor, wieder zurück an die Uni zu gehen. Ich habe Angst, den Kindern stößt etwas zu, wenn sie nicht zu Hause sind. Und wenn sie zu Hause sind, dann ertrage ich sie nicht. Kannst du dir das vorstellen? Jetzt nehme ich doch einen Schluck Wein.«

Rita schenkt ein.

»Trink! Du kannst bei mir übernachten.«

Stine nimmt einen tiefen Schluck und lehnt sich zurück. Erwartet sie eine Lösung von Rita? Oder eine Diagnose.

Ausgerechnet von ihr. Sie fängt doch gerade erst an, ihre eigenen Probleme in den Griff zu bekommen.

Endlich macht es Sinn, Single zu sein. Sie nutzt die Vorteile der Unabhängigkeit und genießt Sex, ohne einen Gedanken an das Morgen zu verschwenden. Oder das Gestern.

Niemand, der unvermittelt anfängt, mit ihr Zukunftspläne zu schmieden. Der sie als die Mutter seiner Kinder verplant, Kinderwünsche auf sie projiziert und sie damit unter Druck setzt.

Ist sie normal?

Netti hat Recht. Sie geht mit Männern ins Bett, die gebunden sind. Bisher erst Singular. Das verschafft ihr einen strategischen Vorteil. Sie hat Spaß am Spiel, ohne Einsatz, ohne Risiko und ohne jemanden zu betrügen. Sie lügt die Kandidaten in einem wesentlichen Punkt an, aber das zählt nicht.

Umgekehrt wäre es relevant. Wenn sie vorgäbe, Single zu sein, in Wirklichkeit aber gebunden ist. Vorgeben, gebunden zu sein, wenn in Wirklichkeit Single – einem Mann gegenüber, der gebunden ist. Das ist zum beidseitigen Vorteil. Also, auch zum Vorteil des Mannes.

Diese Konstellation löst bei ihr eine Leichtigkeit aus, die betört und süchtig macht.

»Was ist? Du bist völlig weggetreten, als ob du verliebt bist«, sagt Stine.

Stine. Es geht um Stines Angst, die sie zunehmend isoliert.

»Ich habe über *Perfectaffairs* nachgedacht«, sagt Rita.

»Ich finde das mutig von dir. Ich bin die letzten fünfzehn Jahre von einer festen Partnerschaft in die nächste gerutscht, und jedes Mal wurde ich schwanger. Als es dieses Mal nicht so ... reibungslos lief, ist alles zusammengebrochen. Ich habe gespürt, wie das Patchwork an allen Säumen reißt.«

»Netti findet es erbärmlich.«

»Wenn du dadurch dem, was du suchst, näherkommst. Nimm's locker. Du hast die Sturm-und-Drang-Phase der Studentenzeit verpasst. Ich bin sicher, wenn du Paul ein paar Jahre später begegnet wärst, hätte es gehalten. Ihr hattet einen sehr hohen Anspruch«, sagt Stine.

Schon wieder Paul. Das ist doch ewig her.

»Du musst mit Hans reden. Ich bin für dich da, aber lass uns realistisch sein. Wenn es schlimmer wird, kannst du wegen deiner Panikattacken das Haus nicht mehr verlassen. Vielleicht brauchst du professionelle Hilfe.«

»Ich weiß.«

Stine steht auf und geht zu Rita. Sie umarmen sich.

»Ich spreche morgen mit Hans. Versprochen. Ich weiß, dass er sich Sorgen macht. Und jetzt lass uns zum gemütlichen Teil des Abends übergehen.«

Rita schaut sie fragend an.

»Zeig mir deine perfekten Lover auf *Perfectaffairs.de*.«

24

Sie hätte ihr Fotoalbum nicht freischalten sollen. Kein Zweifel. *abolover69* sieht viel besser aus als sie. Ganz objektiv. Im wirklichen Leben würde er sie nicht einmal wahrnehmen.

Dienstagabend, und er hat immer noch nicht geantwortet. Ihre E-Mail ist 48 Stunden her, in der Zeitrechnung des Seitensprungportals eine Ewigkeit.

Das ging immer Schlag auf Schlag.

Vielleicht ist er beruflich unterwegs, oder er kann vom Geschäftscomputer seine E-Mails auf *Perfectaffairs.de* nicht abrufen, weil seine Firma derlei Seiten blockiert. Oder er hat eine Vereinbarung unterschrieben, in der er sich verpflichtet, das Internet ausschließlich für Geschäftszwecke zu nutzen. Und in Zeiten der Kündigungen aus Nichtigkeiten, wie ein gestibitztes Pflanzerl, wiegt so ein Verstoß zentnerschwer. Anbahnung eines Seitensprungs vom Büro aus. Das Risiko ist zu hoch. Beruflicher Selbstmord.

Sie wird *abolover69* eine Woche Zeit geben. Wenn er sich bis zum Wochenende nicht meldet, wird sie sich per Knopfdruck von ihm verabschieden und einen neuen Kontakt anmailen.

Muss ja vorangehen.

Keine Antwort von Jan. Beruhigend.

Sie überfliegt die neuen Profile. Nichts, was sie interessiert. Die zwei neuen Kandidaten haben sie noch nicht kontaktiert. Rita nagt an ihrer Unterlippe. Eigentlich arbeitet sie ihre E-Mails zügig ab, aber hier gelten andere Etiketten. Sie ist nicht verpflichtet, die neuen Kontakte über ihr Desinteresse zu informieren.

Müde fährt sie den Computer runter. Es ist gestern spät geworden. Nachdem sie und Stine auf *Perfectaffairs* herumgesurft sind, haben sie sich bis weit nach Mitternacht unterhalten.

Es ist erst 21 Uhr, und sie hat das Gefühl, es ist mitten in der Nacht. Auf den Dachluken liegt ein halber Meter Schnee, der inzwischen festgefroren ist.

Die Heizung steht auf Höchststufe, aber die Wärme steigt durch das Dach ungehindert in den Himmel. Im Sommer zu heiß, im Winter zu kalt. Höchste Zeit, höhere Ansprüche ans Leben zu stellen. Die Wohnung, den Job. Ein Partner vielleicht. Sie gähnt.

Und eh du dich versiehst, gehst du eine Verpflichtung ein, die du nicht einhalten kannst. Oder jemand drückt den Knopf und verabschiedet sich von dir. *Ohne Kommentar.*

Und was dann?

25

Zehn Stunden Schlaf sind nicht genug.

Sie geht in Zeitlupe ins Bad. Auf dem Weg zieht sie den Flanell-Schlafanzug aus und lässt ihn fallen. Sie taumelt in die Dusche und aalt sich unter dem heißen Wasser.

Sie seift sich ein. Ihre Arme sind schwer.

Vor der Arbeit ins Postfach schauen. Ob sich *abolover69* gemeldet hat? Keine Zeit. Sie zwingt sich zur Eile, ihr Körper reagiert nicht. Sie gähnt.

Heute stellt sich der neue Hoteldirektor vor. Es heißt, er legt großen Wert aufs Marketing. Vielleicht wird die Abteilung vergrößert oder das Budget aufgestockt.

Haare schamponieren. Ausspülen. Während die Kur einwirkt, rasiert Rita sich im Halbdunkel der Dusche tastend die Achselhöhlen, die Beine und die Schamhaare. Bikinirasur. Sie will nicht wie Babsi aussehen. Bikinirasur ist ein dehnbarer Begriff, und ihr Dreieck wird immer kleiner.

Cyrano war komplett rasiert. Beine, Achselhöhle, Scham. Heißt das bei Männern auch Scham? Gewöhnungsbedürftig. Ihr Urwald wahrscheinlich auch.

Seitdem sie mit Babs in der Sauna war, nimmt sie die Intimrasur genau. Nach der Dusche steht sie vor dem Spiegel, begutachtet bei Licht ihr Kunstwerk und fährt mit den Händen die Ränder zwischen den Beinen ab, um sicher zu gehen, dass alles glatt ist. Wer will hier schon Stoppeln haben, ausgerechnet an dieser Stelle.

Dafür fehlt heute die Zeit. Sie trocknet sich ab und cremt sich gründlich ein. Dabei sind die Dellen an ihren Oberschenkeln nicht zu übersehen, aber das macht sie mit ihrer samtweichen Haut wett. Sie fährt mit den Fingern durch die Haare. Keine Zeit zum Föhnen, sie trocknen im Auto.

Sie wählt das dunkelblaue Merkel-Outfit mit rosa Satinbluse, schminkt sich, auf keinen Fall den neuen Lippenstift – dunkelrot! – vergessen, nimmt ihren Mantel in die eine, einen Apfel in die andere Hand und schlägt die Tür hinter sich zu.

Hoffentlich ist heute Abend eine E-Mail von *abolover69* im Postfach.

26

Endlich. Sie sitzt im Morgenmantel mit dicken Socken in eine Decke gewickelt am Schreibtisch, neben sich eine Kanne Tee. Keine Kekse. Ihre Anzughose ist inzwischen so eng, dass der Bund beim Sitzen zwickt. Sie hat ihr Wintergewicht erreicht.

Diese Spannung am Abend macht jeden Tag wett. Während der Computer hochfährt, ordnet sie ihre Erwartungen an ihr Postfach.

Sie überfliegt die eingegangenen E-Mails. Ihre Euphorie sinkt. Keine Nachricht von *abolover69*, und es ist bereits Donnerstag.

Gestern Abend war sie, kaum zu Hause, im Mantel zum Computer gelaufen. Keine Nachricht von *abolover69*. Das Postfach enthielt die Profile von zwei neuen Kandidaten, einer davon hatte ihr eine E-Mail geschrieben. Ein echter Poet. Ein Barde, der seine Sehnsucht nach einem Erotikabenteuer in Worte packt, die ihn rhythmisch seinem Ziel entgegentragen. Eine Sänfte durch die Gefühlswüste:

ein Blick,

ein fremder Körper,

eine Umarmung,

die Spannung,

das Prickeln,

die Wärme,

die Lust!

Wie wär's?

Mike_80915

Fand dieser *Mike_80915* das witzig? Oder handelt es sich um einen Romeo-gleichen Kniefall vor ihr? Wenn sie seine Mimik und Körpersprache sehen könnte, wüsste sie, ob es eine *Farce* ist.

Sie beendete die Computersitzung nach wenigen Minuten. Am nächsten Morgen zwang sie sich, ihr Postfach nicht zu checken, bevor sie zur Arbeit ging.

Und heute wieder keine Mail von *abolover69*. Warum dieser Stress? Deshalb ist sie auf *Perfectaffairs.de*, um dieser bangen Sehnsucht ein Schnippchen zu schlagen. Es gibt nichts zu verlieren, und die Auswahl ist schier gar grenzenlos. Einer weniger, was macht das schon? Sie schüttelt den Kopf. Irgendwas läuft schief.

Zu allem Übel hat Jan auf ihre E-Mail geantwortet. Am besten ignorieren.

Sie klickt durch die inzwischen lange Liste der Profilvorschläge und liest sich an einzelnen Stellen fest. Ein kompliziertes Puzzle aus Sehnsüchten, Träumen und Begehren.

Manche beantworten eloquent und selbstsicher die vielen Fragen. Sie fühlen sich wohl in ihrer Rolle, stülpen sie über, wie ein perfekt sitzendes Kostüm und nutzen die Möglichkeiten, die das Netz bietet.

Andere stolpern schneeblind in etwas hinein, von dem sie nicht wissen, wohin es sie führt, ohne Plan, und verlieren sich.

Egal, was sie anklickt, sie landet immer bei Jans E-Mail. Und jedes Mal nimmt ihre Nervosität zu. Schließlich ist sie so wütend, dass sie seine Mail öffnet.

Hallo du schöne Unbekannte,

vielen Dank für deine E-Mail. Ich hatte schon befürchtet, dass du mir nicht antwortest. Du bekommst hier sicherlich eine Menge E-Mails von tollen Männern :-). Ob ich so gut aussehe wie auf dem Foto, kann ich selbst nicht beurteilen. Gerne überlasse ich dir die Entscheidung. Wenn du mir deine Fotos nicht freischalten willst, dann ist das okay, denn ich würde mich sehr gern mit dir treffen. Hast du Lust? Du entscheidest, wo. LG, Janus

P.S. Das Bild hat eine Freundin von mir gemacht. Sie ist Fotografin. Ich werde ihr das Kompliment weitergeben, das freut sie bestimmt.

Rita hört Jans Stimme, als säße er neben ihr. Ihre Wut wandert tiefer. Warum klickt sie ihn nicht einfach weg. Warum *verabschiedet* sie sich nicht von ihm und versenkt ihn für immer im Netz.

Die Mail wurde heute Vormittag um 11:25 abgeschickt. Also vom Büro aus. Sie stellt sich vor, wie er im Anzug und mit offenem Hemd vor dem Computer sitzt und die Mail eintippt. Mit einem unwirschen Kopfschütteln verscheucht sie das Bild.

Wie wäre es, ihn zu konfrontieren? Ganz direkt. Ihn per E-Mail wissen lassen, wer sich hinter *Cindy_42* verbirgt.

Oder ihn vielleicht sogar anrufen.

Übrigens, ich habe dich auf *Perfectaffairs* als potenziellen Erotikpartner vorgeschlagen bekommen. Ist das nicht ein witziger Zufall? Dachte, ich melde mich mal bei dir. Wir müssen ja nicht per E-Mail über das Erotikportal kommunizieren, ich dachte, übers Telefon ist doch direkter.

Warum ich auf einem Seitensprungportal bin? Ja, warum nicht? Ich bin zwar Single, aber naja, du weißt ja, wie das so ist. Keine Komplikationen – *ois easy*! Wie du ja auch. Lach, lach. Also dann, Weidmanns Heil! Klar bleibt das unter uns. Also dann ... ach, und grüß mir die Babsi.

Sie erinnert sich an sein Lächeln, das grundlos aufblitzt und so schnell wieder verschwindet, dass man ins Leere zurücklächelt.

Und jetzt will er sie treffen, ohne ein Bild von *Cindy_42* gesehen zu haben. Stellt er sich aufgrund des Profils eine Frau vor, die anders, viel besser als Rita aussieht? Die aufregender, geheimnisvoller und vor allem viel souveräner ist?

Da kommt sie nicht wieder raus. Sie wird sich seinem Begehren stellen, es fühlt sich zu gut an.

27

Endlich Wochenende. Der Neuschnee hat das Versprechen eines Neuanfangs verloren, ohne es eingelöst zu haben. Die Wege der Anwohner und Durchreisenden sind darin verewigt, und die Kälte hat ihre Spuren vereist, Schicht um Schicht, Spur an Spur, die Straße ein Palimpsest.

Für die Meisten bleiben die Protagonisten anonym und die Geschichten vage. Aber für Rita haben sie Gesichter und Anfang, Mitte und Ende.

Als sie am Samstagmorgen auf die Straße tritt, ordnet sie die Fahrradspuren der Frau zu, die im Erdgeschoss links wohnt, und die bei jedem Wetter mit dem Kind im Kindersitz auf dem Fahrrad morgens vor acht Uhr das Haus verlässt.

Darüber und daneben die Spuren vom Dackel der Hausmeisterin, die im Erdgeschoss rechts hinten in einer Hausmeisterwohnung lebt.

Daneben und darüber die Abdrücke von Cowboystiefeln. Der Typ von nebenan, der das ganze Jahr dieselben Schuhe und dieselbe Jacke trägt, und den sie schon immer fragen wollte, was er eigentlich beruflich so macht. Darüber und daneben Kinderschuhe in allen Variationen und Größen. Es werden jedes Jahr mehr.

Sie überquert die Straße, die schneefrei ist und unter einer Schicht knirschender Kiesel liegt, und geht Richtung Isar. Auf dem Grat zwischen Fahrrinne und Gehweg liegt Schnee, in dem Laster auf dem Weg zu den Markthallen schlammige Reifenspuren hinterlassen haben.

Sie kennt in dem Viertel niemand über ein Servus hinaus. Aber es ist ihr Viertel, und es sind ihre Nachbarn. Es ist ihr Zuhause, wie auch ihr Arbeitsplatz und das ganze Hotel. Sie fühlt sich geborgen, ohne sich bewusst für dieses Zuhause entschieden zu haben. Es ist einfach passiert.

Die meiste Zeit denkt sie nicht darüber nach, wie alles gekommen ist, aber wenn jemand wie Babs zum Beispiel ihr Zuhause in Frage stellt, das eigentliche Zuhause und das erweiterte, dann denkt sie, was soll das, es hat sich gut ergeben. Trotz allem. Der Zufall hat es gut mit ihr gemeint.

Sie überquert die Wittelsbacher Brücke und folgt dem schmalen Weg in die Isarauen. Sie legt zu und geht stadtauswärts Richtung Flaucher.

Ein gutes Wochenende ist eines, an dem sie in den Auen war. Egal bei welchem Wetter. Und weil die Isar am Sonntag von Münchnern überlaufen ist, die in engen Straßen wohnen und den freien Blick in den Himmel suchen, bleibt nur der Samstag.

Sie geht auf dem Trampelpfad dicht am Ufer der Isar entlang und hört das Glucksen des Wassers.

Als sie gestern Abend ihr Postfach auf *Perfectaffairs.de* besuchte, hatte *abolover69* endlich geantwortet. Wie schon vermutet – oder gehofft – war er die Woche beruflich unterwegs gewesen. Er entschuldigte sich für die späte Antwort und schrieb, dass er sie unbedingt treffen möchte. Ob sie kommende Woche Zeit hat.

Logisch, dass er am Wochenende nicht kann. In seinem Profil steht, dass er verheiratet ist. Rita hat ihm noch nicht geantwortet.

Genauso wenig wie Jan. Auch seine Kontaktanfrage hängt unbeantwortet im Postfach.

Es ist rutschig, und auf dem unebenen Pfad verliert sie das Gleichgewicht. Sie verlässt ihn und geht in der Wiese. Sie sinkt ein, aber hat einen sicheren Tritt.

Gleich ist sie unter der Penner-Brücke, wo Obdachlose das ganze Jahr über wohnen, vor Sonne, Regen und Wind geschützt, aber nicht vor Kälte und der Feuchtigkeit des Flusses.

Die Matratzenlager rechts und links vom Trampelpfad sehen

von Weitem aus, wie das Werk von Kindern, die mit bunten Tüchern, Decken und Kissen ein Zeltlager gebaut haben. Ein Zuhause aus Gartenstühlen, Tiefkühltaschen, Radios, Holztischchen, Töpfen, Bunsenbrennern, der kindlichen Fantasie eines Unterschlupfs entsprungen, ein Heim, mit so mühevollem Aufwand in die bittere Kälte gepflanzt, dass Rita beim Näherkommen den Blick abwendet, um die Privatsphäre der Brückenmenschen nicht zu stören. Wie immer erschreckt sie die Nähe zu den Bewohnern. Gäbe es einen anderen Weg, sie würde das Paralleluniversum meiden.

Rita geht mit gesenktem Kopf weiter und atmet tief. Die Luft schmeckt kalt und feucht, die Isar plätschert, ihre Gedanken fließen.

Der neue Marketingchef versteht sein Geschäft und hat gewagte Ideen. Er will die Serviceoffensive der großen Hotelketten an ihr Hotel anpassen, um dem gnadenlosen Wettbewerb in ihrem Segment standzuhalten. *Holiday Inn* in London bietet seit Kurzem Einzelreisenden an, ihr Bett von einem Angestellten anwärmen zu lassen. Der Gast kommt in den Genuss authentischer Menschenwärme. Die menschlichen Wärmflaschen schlüpfen zuvor in einen plüschigen Overall, denn die Hygienestandards müssen selbstverständlich eingehalten werden.

Rita bezweifelt, dass so was bei ihnen zieht. Diese Art Premium-Service würden ihre Gäste als unzumutbare Distanzlosigkeit empfinden. Alles eine Frage des Maßstabs. Wie viel Nähe wird als Wärme empfunden.

Wie viele Lover braucht sie eigentlich? Gleichzeitig.

Das Date mit Cyrano/Mattes ist am Montagabend. Dienstag ist Pokerabend mit den Ladys. Soll sie mit *abolover69* ein Date für Donnerstag vereinbaren? Das hieße, zwei Dates in einer Woche mit zwei verschiedenen Männern, die sie eigentlich nicht kennt.

Mit Cyrano geht sie ins Bett, ohne jedes vielleicht. Was, wenn *abolover69* ihr auch gefällt? Besser sie verschiebt das Date mit ihm um eine Woche.

Wenn *abolover69* ihr aber nicht gefällt, wozu eine ganze Woche warten und die Spannung aufbauen? Für nichts. Wenn er ihr nicht gefällt, will sie das gleich wissen. Und wenn er ihr gefällt, auch.

Ist es vertretbar, dass sie in derselben Woche mit Cyrano und *abolover69* ins Bett geht? Schließlich handelt es sich um ein *Erotikabenteuer*, wie es auf dem Portal heißt. Wie viele Erotikabenteuer mit unterschiedlichen Männern pro Woche sind okay? Als geschiedene Frau. Als Single.

Cyrano ist mit Job und fester Beziehung so ausgelastet, dass er bestenfalls 14-tägig Zeit hat. Und wenn *abolover69* im wirklichen Leben genauso eingespannt ist, kann sie sogar einen dritten Lover unterbringen.

Theoretisch.

Sie würde die Situation gern mit jemandem besprechen. Stine? Hat momentan andere Sorgen.

Babs? Ausgeschlossen.

Online nach Kontakten zu suchen, ist okay. Inzwischen. Aber ein Netz von quasi verheirateten Lovern pflegen, das versteht doch keiner. Sie versteht selbst nicht, wie es dazu gekommen ist und vor allem, wohin es führen soll.

Was wird sie in einem Jahr darüber denken. In fünf Jahren.

Wann ist genug? Und wenn genug ist, kann sie aufhören und alles ist wie zuvor?

Soll alles so sein wie zuvor?

Woche für Woche hoffen, dass sie zufällig einen trifft, bei dem die Chemie stimmt. Kein Märchenprinz, einfach einer, mit dem sie neu anfangen kann. Ohne Vergangenheit und mit einer Zukunft, an die sie glauben kann.

Sie bleibt stehen und schaut dem Fluss nach, der nach Norden Richtung Innenstadt fließt.

Mit Netti könnte sie darüber reden. Ohne Ende. Sie würde nicht nur Verständnis aufbringen, Netti fände das toll. Echt supi. Netti würde sie anfeuern und sagen, dass auf *Perfectaffairs* schließlich jeder weiß, worauf er sich einlässt. Und sie, solange sie sich schützt, kein Risiko eingeht. Genieß doch dein Singleleben. Mann, ich beneid' dich so!

Sie friert. Die Gummistiefel sind zwar wasserdicht, aber sie wärmen nicht. Sie geht denselben Weg zurück. Ein unerbittlicher Wind drängt sie voran, der ihr in den Nacken fährt und das Haar über den Kopf nach vorne weht. Sie zieht den Kragen enger und geht so schnell, dass sie fast joggt.

Jetzt muss ihr *abolover69* erst mal gefallen. Und sie ihm. Schließlich hat er ihre Bilder gesehen und sich trotzdem gemeldet.

Was wird sie tragen? Etwas Enges, aber nicht zu eng. Dazu fehlt ihr die Figur. Freier Hals, V-Ausschnitt. Eine dünne Halskette aus Gold. Die Haare wild geföhnt. Sie ist noch unentschieden, ob Kleid oder Rock. Auf keinen Fall Hosen. Die trägt sie ins Büro.

Und die großen Goldkreolen, die sie neu gekauft hat. Die Kirschohrringe passen nicht zu ihrem neuen Image.

Und *Smokey Eyes*. Das betont die grünen Flecken in ihren Augen. Katzenhaft.

Wie ein Goldschürfer, der den *Claim* absteckt, das Handwerkszeug zurechtlegt, hoffend, dass er auf Gold trifft.

Übermorgen, am Montag, trifft sie sich erst einmal mit Cyrano. Ob die Chemie zwischen ihnen noch stimmt? Ihre erste gemeinsame Nacht scheint ewig her. Danach konnte sie es nicht erwarten, ihn wieder zu sehen. Inzwischen scheinen die Stunden mit ihm unwirklich.

Ob er Dates mit anderen *Perfectaffairs* Kandidaten hat, wie sie?

Egal.

28

Ihr Date mit Cyrano ist in einer halben Stunde. Wenn Date das richtige Wort dafür ist. Eher Schäferstündchen. Rita trifft letzte Vorkehrungen für ihren Besucher.

Die Heizung bis zum Anschlag hochdrehen. Die paar Tassen und Gläser, die in der Spüle stehen, abspülen. Frische Kerzen in die zwei Kerzenständer, die sie so stellt, dass sie das Bett beleuchten, ohne dass Gefahr besteht, dass sie in der Hitze des Gefechts umgestoßen werden. Sie legt Streichhölzer in Reichweite, daneben ihr Kosmetiktäschchen mit Kondomen, macht eine Flasche Rotwein auf und wischt die dickbauchigen Gläser mit einem trockenen Tuch aus.

Die Bettwäsche hat sie heute Morgen gewechselt. Sie entschied sich für das einzige Set Markenbettwäsche, das sie besitzt. Es ist aus weinrotem Satin, durchwirkt von lila geometrischen Zeichen. Sie fährt mit der Hand über den weichen Stoff.

Noch fünfzehn Minuten, um sich umzuziehen. Jetzt wäre der ideale Moment für ihr Seidennegligé, aber sie zögert. Es kommt einer Entweihung gleich. Und einer Einweihung. Das erste Mal ist etwas Besonderes.

Sie kann ihn nicht im Negligé an der Tür begrüßen. Das wäre zu direkt. Und ihren Morgenmantel aus Frottee kann sie auf keinen Fall darüberziehen. Damit sieht sie wie eine Dorfschlampe aus. Sie wird in das Negligé schlüpfen, nachdem er eingetroffen ist und bevor es zur Sache geht.

In amerikanischen Filmen klappt das immer.

Da trank man Martini, dann legte jemand Musik auf, man tanzte, dann küsste man sich. Das war der Moment, wenn die Dame sich entschuldigt, ins Badezimmer geht und in einem durchsichtigen Teil zurückkommt.

Sie wählt die Filmmusik von George Clooneys *Good Night and Good Luck*. Slow und cool. Verführerisch.

Rita wechselt mit wenigen Handgriffen vom Business-Anzug in ein kurzärmeliges beiges Kleid. Zu leicht für den Winter, aber sie werden nicht ausgehen.

Sie putzt die Zähne, legt *J'adore* auf und zerzaust ihren Bob zu etwas wuschelig Wildem. Fertig.

Pünktlich um 19:30 Uhr klingelt es. Rita ist aufgeregter als vor dem ersten Date mit ihm.

Showtime.

Als Mattes an der Wohnungstür ankommt, strahlt er und seine Lippen streifen ihren Mund.

»Wie geht's?«

»Hast du es gleich gefunden?«

Rita nimmt ihm den Mantel ab. An der Garderobe ist kein Platz. Während sie die Mäntel und Jacken umschichtet, entsteht eine Stille, die zu lange dauert. Endlich findet sie Halt für seinen Mantel.

Sie dreht sich um und lächelt ihm direkt in die Augen. Das hat letztes Mal funktioniert.

»Rotwein?«

Sie schenkt zwei Gläser ein.

»Schön, dass es geklappt hat.«

Cyrano trägt einen grauen Anzug mit weißem Hemd und violetter Krawatte. Er sieht besser aus, als sie in Erinnerung hat.

Er lächelt zurück und stößt mit ihr an.

»Hunger? Ich habe leider nicht viel da. Maischips mit einem scharfen Dip?«

»Ich bin nicht hungrig. Nicht auf Chips. Was Scharfes schon.«

Er grinst, stellt sein Weinglas auf der Anrichte ab, geht mit breiten Schritten auf sie zu und nimmt ihr das Weinglas aus der Hand.

»Soll das eine Stehparty im Flur werden?«

Er umfasst ihre Taille und schiebt sie rückwärts ins Zimmer, als tanzten sie einen vertrauten Tanz.

»Praktisch. Hier steht ja schon das Bett.«

Er küsst sie, während er sie aufs Bett zuschiebt, seine Hüfte an sie gepresst.

Die Kerzen, das Negligé und der Wein. Da liegen sie schon flach und ziehen sich ungeduldig aus.

Gegen 22:30 Uhr muss er los. Sie bietet ihm an, dass er bei ihr duschen kann, er lehnt ab.

»In zwei Wochen wieder? Same time, same place?«

Er schaut fragend, während er mit der Hand nach der Türklinke greift. Sie zögert.

So hat sie sich das nicht vorgestellt.

Ein Lover, der jede zweite Woche drei Stunden Zeit mit ihr im Bett verbringt. Und in der Zwischenzeit nichts von sich hören lässt und nichts von ihr will.

Praktisch, aber seltsam.

Umso mehr, als die vergangenen drei Stunden ihre Erwartungen mehr als erfüllt haben. Sie waren ein fantastisches Paar. Es lief sehr gut im Bett.

Er empfand es genauso, das spürte sie. Er war genauso unersättlich wie sie. Sie redeten wenig, verstanden sich auch ohne Worte. Nach kurzen Ruhezeiten, in denen sie *Small Talk* machten – er erzählte von seinen Bike Touren, sie von einem Ausflug auf die Fraueninsel – fing einer von beiden an, den anderen zu küssen und anzufassen, und schon waren sie wieder erregt.

Sie fragt sich, was wäre, wenn es kein zeitliches Limit gäbe.

Und jetzt also in zwei Wochen wieder. Sicher, verlässlich, pünktlich.

Wie ein altes Ehepaar.

Er will aus seiner eingefahrenen Beziehung ausbrechen, um Aufregendes zu erleben, sich einfach mal treiben lassen, und packt diesen Ausbruch aus der Beziehungsroutine in eine Parallelroutine.

Bald wird die Parallelwelt mit ihrer Vorhersehbarkeit zu langweilig.

Man wechselt zum nächsten Kontakt. Das Karussell dreht sich weiter.

Rita bremst ihre Gedanken. Gewohnte Gedankenbahnen fortführen, oder neue Wege gehen. Wofür entscheidet sie sich? Unabhängig davon, was Cyrano sucht, was will sie? Rita fühlt die Enge dieses Arrangements. Einmal noch, vielleicht zwei. Dann wird sie ihn verabschieden. Warum im Leben eines anderen eine Rolle annehmen, die ihr nicht liegt. Die Irritation verfliegt. Sie kann wieder atmen.

Er wartet auf eine Antwort, die Hand immer noch an der Türklinke.

»Lass uns E-Mailen. Zwei Wochen ist eine Weile hin, ich weiß nicht, ob ich Zeit haben werde. Aber falls nicht, verschieben wir es um ein oder zwei Tage, oder?«

Er nickt. Das war die falsche Antwort. Rita reckt ihr Gesicht zu ihm hoch.

Er stutzt und weiß nicht, was sie von ihm erwartet. Schließlich beugt er sich zu ihr hinunter.

»Bis bald.«

Er zieht die Tür hinter sich ins Schloss, dass es im Treppenhaus hallt.

Jetzt unter die Dusche? Zu müde.

Auf *Perfectaffairs.de* einloggen, *abolover69* für Donnerstag zusagen. Oder absagen. Neue Kandidaten screenen. Die Vorfreude beim Öffnen der Profile wie beim Auspacken eines Geschenks.

Vielleicht hat Jan sich gemeldet, obwohl sie jetzt dran wäre.

Sie sollte schlafen. Morgen Abend findet nach zweiwöchiger Pause der Pokerabend mit den Poker-Ladys statt. Wahrscheinlich das letzte Mal in diesem Jahr, denn die Vorweihnachtszeit bringt viele Verpflichtungen.

Geschenke kaufen, Weihnachtsplätzchen backen, Weihnachtskarten versenden, Weihnachtsfeier der Kinder, Weihnachtsfeier im Büro, bei Kunden und so weiter.

Rita macht das Licht aus und gräbt sich ein. Sie macht sich Sorgen. Ob es nächstes Jahr die Neuauflage des Pokerabends noch gibt.

Wenn es nach ihr geht, auf jeden Fall. Keine Frage.

Teil III

Showdown

Karten Auf Den Tisch

29

* BABS *

Als mir Netti erzählte, dass Rita die Pokerrunde ins Leben zurückruft, war mein erster Gedanke: Nicht mit mir!

Was denkt die sich denn. Ich lade sie jahrelang zu uns ein, und sie sagt jedes Mal ab. Manchmal noch nicht einmal das. Und Jan, der jedes Mal fragt, warum sie nicht kommt, sich nicht mehr meldet, wie es ihr geht. Woher soll ich das denn wissen, ist mir auch herzlich egal.

Fast fünf Jahre Funkstille, und dann das.

Ich habe mich von Netti breitschlagen lassen. Mal wieder. Ich weiß nicht, wie sie das macht, aber Netti bekommt immer, was sie will.

Das war ja klar, dass Netti Feuer und Flamme ist, schließlich hätte es ohne sie die Pokerrunde nie gegeben. Wochenlang saß sie mit einem Cowboyhut in der Küche des Studentenwohnheims und mischte die Karten, als ob sie am Holztisch eines Saloons sitzt und darauf wartet, herausgefordert zu werden. Sie wusste, dass sich ihre Geduld auszahlen würde. Irgendwann ließen wir uns die Regeln erklären, von da an war jeden Dienstagabend Pokerrunde, und wir wurden die *Poker-Ladys*.

Ich habe an diesen Abenden eine völlig neue Seite an Netti entdeckt. Die zappelige Quasselstrippe, die alles sagt, was sie denkt, wurde, kaum dass sie die Karten in den Händen hielt, in sich gekehrt, und ihr Gesicht wandelte sich zur Maske. Mit Engelsgeduld wartete sie, bis sie eine gute Hand hatte, und wenn sie endlich kam, und es musste nicht einmal eine sehr gute Hand sein, erhöhte sie. Sie las die *Tells* der anderen und stellte ihre Fallen. Ruhig, kaltblütig und überlegt zog sie uns aus. Eine nach der anderen. Ich bekam einen Riesenrespekt vor ihr.

Mit den Pokerabenden änderte sich unsere Freundschaft. Bis dahin waren wir immer zu viert unterwegs oder mit anderen Mitbewohnern des Studentenwohnheims. Plötzlich unternahmen Netti und ich viel zusammen, gingen joggen, fuhren mit dem Fahrrad zum Baden an den Flaucher oder am Abend in den Biergarten, worauf Stine und Rita näher zusammenrückten. Wie bei einer Wippschaukel stellte das das Gleichgewicht wieder her. Wir hielten uns gegenseitig die Balance.

Aber jeden Dienstag trafen wir uns in der Küche zum Pokerabend, wo jede wieder für sich alleine kämpfte.

Und jetzt also, fünfzehn Jahre später, sollen wir wieder um einen Tisch sitzen und gegeneinander spielen? Wozu? Das ist alles so lange her ...

Als ich das erste Mal wieder in Ritas Wohnung trat, hatte ich das Gefühl, die Zeit sei stehen geblieben, alles sah genauso aus wie damals. Die Küchenzeile im Flur, der Esstisch in der Ecke, die Garderobe daneben. Ich bekam keine Luft, wie kann man so nur leben? Warum hält Rita seit Jahren an dieser Übergangslösung fest. Die erstbeste Wohnung, die sie fand, als sie sich von ihrem Mann trennte. Ein Kompromiss, höchstens für ein Jahr, wie sie meinte. Ich wäre da nicht mal für einen Monat eingezogen. Und jetzt wohnt sie immer noch dort, mit der gleichen Einrichtung, demselben Provisorium von einer Küche. Und mit einem Zimmer, das Arbeitszimmer, Wohnzimmer, Schlafzimmer und Stauraum zugleich ist. Fast hätte ich auf dem Absatz kehrtgemacht.

Welten, dachte ich, da liegen Welten zwischen Rita und mir. Hat die Frau denn so gar keinen Willen, voranzukommen? Keinen Plan? Ich fühlte eine heiße Aggression ihr gegenüber. Warum tut sie sich das an und bleibt im Damals verhaftet?

Auf mich hat die Vergangenheit noch nie irgendeinen Reiz ausgeübt. Die Dinge sind, wie sie sind. Und dann entwickeln sie sich und sind anders. Aber auch dann sind sie, wie sie sind. Stehen bleiben, heißt rückwärtsgehen. An etwas festhalten, bedeutet scheitern. Sicher, da muss man sich auch mal von etwas, das einem lieb und teuer ist, trennen. Ich meine nicht nur Menschen, auch Träume und Vorstellungen. Das Leben ist kein Wunschkonzert, man muss auch mal Abstriche machen können.

Ich wusste immer, was ich wollte. Raus aus dem Kleinstadtmief und gutes Geld verdienen, ohne sich die Hände schmutzig machen. Meine Eltern haben sich Tag und Nacht in ihrer Bäckerei abgeschuftet, und wofür? Sie verdienten nicht einmal genug, um mir mein Studium zu finanzieren. Ohne Bafög wären meine Träume schon im Keim erstickt. Meine kleine Schwester ist geblieben, hat eine Ausbildung im Edeka-Markt an der Ecke gemacht und mit zwanzig geheiratet. Das war ihr Traum. Heute ist sie Hausfrau und Mutter von drei Kindern. Ich glaube, sie ist glücklich, auf ihre Art. Ich frag sie nicht, und sie fragt mich nicht.

Als ich Jan zum ersten Mal gegenüberstand, Rita kannte ihn aus dem Hotel und hat ihn auf eine Party mitgebracht, wusste ich gleich, dass ich ihn in meinem Leben wollte. Er strahlte etwas Gesättigtes aus, eine Zuversicht, dass er im Leben immer auf der Gewinnerseite landet. Und er erkannte in mir einen Ehrgeiz, der für zwei reichen würde. Dazu kam, dass der Sex von Anfang an unkompliziert und gut war. Daran hat sich nichts geändert. Für Kollegen und Freunde sind wir das Idealpaar, und das sind wir auch, in gewisser Weise. Sicher, es ist anstrengend, immer die treibende Kraft zu sein. Ob Hauskauf oder Urlaubsplanung, Haushalt oder Kinder, es liegt in meinen Händen. Zusammen mit einem Fulltime-Job, der mich wöchentlich 50 und mehr Stunden fordert, komme ich an meine Grenzen. Wenn ich abends spät nach Hause komme, schlafen die Kinder schon, und ich falle wie tot ins Bett. Allein. Denn Jan hat das Zepter dem Babysitter übergeben und ist wieder unterwegs. Meistens höre ich ihn gar nicht, wenn er nach Hause kommt. Vor allem seit der

Bankenkrise habe ich das Gefühl, es dreht sich alles immer schneller, und wenn ich nicht aufpasse, läuft es aus dem Ruder und implodiert. Beruflich und privat. Jan spürt das, und es macht ihm Angst. Deshalb flüchtet er.

Die Wochenenden sind Inseln, die wir uns nicht nehmen lassen. Gemütlich frühstücken, am Samstag gemeinsam mit den Kindern auf dem Viktualienmarkt einkaufen, am Sonntag Skifahren gehen oder an den Starnberger See fahren, auch mal Jans Mutter zum Essen einladen. Manchmal schaffen Jan und ich es, Golf zu spielen. Leider nicht oft genug.

Zurzeit verbringe ich die Wochenenden damit, meine Batterien aufzuladen, es fehlt mir einfach an Energie. Ausgerechnet dann bekomme ich mal wieder eine schlimme Magen-Darm-Grippe. Ich hänge den ganzen Tag über der Toilette. Zum Glück kann ich mich in so einer Notsituation auf Jan verlassen. Er ist rührend und versorgt mich mit Tee und Zwieback, hat die Regie übernommen, kümmert sich um die Kleinen und kocht. Hoffentlich geht es mir bis Montag besser, ich habe den ganzen Tag Meetings, die ich nicht verschieben kann. Und am Dienstag ist der letzte Pokerabend vor Weihnachten.

Netti geht mir seit einigen Tagen aus dem Weg, ich kann sie telefonisch nicht erreichen, und sie ruft nie zurück. Was sie wohl ausbrütet, hoffentlich keine Dummheit. Ich werde sie mir am Dienstag vorknöpfen. Aber um Netti muss man sich keine Sorgen machen, sie ist wie eine Katze. Hat sieben Leben und fällt immer auf die Pfoten.

30

»Ich habe ausnahmsweise gekocht.«

Rita stellt eine Schüssel Salat auf den Tisch, während Stine den Tisch im Flur deckt.

Netti und Babs stehen im Zimmer und unterhalten sich. Obwohl Rita den Kopf in die Richtung dreht, hört sie nur Wortfetzen. Skiurlaub ... französischen Alpen ... in der Nähe von Chamonix. Die Musik aus dem Radio ist zu laut.

Der aktuelle Hit von *Ich&Ich*. Sie summt das Lied mit, ein echter Ohrwurm ... *du hast mich gefunden in der letzten Sekunde ... du bist das Pflaster für meine Seele ... ohne dich bin ich ein Zombieee ...*

Besonders die Bläser gefallen ihr. Der Song klingt wie die Filmmusik zu einem James Bond, ein Liebeslied, das wie ein Thriller daherkommt. Mitreißend.

»Ihr zwei, essen fertig!«

Netti setzt sich im Schneidersitz und kippt mit dem Stuhl gegen die Wand.

»Welche Sorte Chips gibt's heute, Kartoffel oder Mais, mit Paprika oder mit Zwiebelgeschmack? Rita, die Köchin mit der magischen Hand!«

»Salat mit warmem Ziegenkäse. Der Ziegenkäse kommt in den Mikro, frischer Rosmarin drüber. Fertig!«

Babs setzt sich. Sie hat heute ihren Mantel gleich abgelegt und trägt eine schwarze Bundfaltenhose und einen grünbraunen Pullover mit aufwendigem Strickmuster.

»Ziegenkäse ist nicht mein Fall. Schmeckt wie Urin. Hasenpisse.«

»Nimm etwas mehr Baguette, dann wirst du auch satt«, sagt Rita.

Stine verteilt den Salat auf die Teller und legt in die Mitte ein Stück zerlaufenen Ziegenkäse. Rita holt aus dem Kühlschrank schwarze Oliven und schneidet das Baguette auf. Dabei konzentriert sie sich auf das Brotmesser. Wenn sie nicht aufpasst, schneidet sie sich. Außerdem kann sie so Babs' Blick ausweichen. Bildet sie sich das ein, oder ist Babs sauer auf sie?

Weiß sie von Jan und ihr auf *Perfectaffairs*? Rita hat es nicht einmal Stine erzählt. Und Jan weiß bis heute nicht, wer sich hinter *Cindy_42* verbirgt. Alles Einbildung, beruhigt sie sich.

Rita legt die Scheiben in den Korb und sammelt die heruntergefallenen Stücke ein. Stine nickt mit dem Kopf Richtung Babs und verdreht die Augen. Rita hebt die Schultern. Was soll's.

»Wie läuft es bei dir ihm Hotel, weißt du schon, wer dein neuer Boss wird, oder hast du dich nach was Neuem umgeschaut.«

Babs spricht schnell und betont die Konsonanten am Ende des Worts. Wie eine Nachrichtensprecherin. Dabei spießt sie im Takt ein Salatblatt nach dem anderen auf. Nach »umgeschaut« blickt sie auf und fixiert Rita. Die Gabel schwebt in der Luft, Millimeter vor dem Mund.

Rita blickt hypnotisiert von der Gabel zum Mund und zurück. Sie kommt gegen den Druck, der von dem Spannungsbogen zwischen Babs' Mund und Gabel ausgeht, nicht an. Stine bricht den Bann.

»Babs, ich nehme mir dein Stück Käse.«

Babs wendet den Blick von Rita, die Gabel verschwindet im Mund. Rita atmet auf.

Kein Grund, nervös zu sein. Rita muss nicht einmal bluffen, denn es gibt nichts zu verbergen. Sie hat das Bier im Kühlschrank vergessen. Sie steht auf und holt es.

Rita wirft Netti und Babs eine Dose zu, Stine winkt ab.

»Gibt es Neuigkeiten vom neuen Direktor?«, fragt Stine.

»Er fängt offiziell erst im Januar an, aber er war letzte Woche im Hotel, um sich vorzustellen. Und um uns kennenzulernen.«

»Und?«, fragt Stine.

»Ein echter Marketingprofi. Kommt ursprünglich aus der Hotellerie, hat einen MBA und mehrere Jahre als Marketingleiter einer Baumarktkette gearbeitet. Jetzt kehrt er zu seinen Wurzeln zurück.«

»5-Sterne-Hotel und Baumarktkette, da sind doch keinerlei Berührungspunkte«, sagt Babs.

»Wir brauchen innovative Ansätze, unsere Bettenauslastung ist seit einem Jahr miserabel. Seine Ideen sind allerdings gewöhnungsbedürftig. Bei seinem letzten Arbeitgeber hat er Verhandlungen mit Beate Uhse über ein *Shop-in-shop*-System geführt. Ein Beate Uhse Shop mit *Love Toys* im Baumarkt.«

»Warum machst du dich nicht selbstständig? Schau dir Netti an, sie ist Unternehmerin, sie riskiert auch mal was.«

Netti lächelt, als ob sie einen Witz hört, dessen Pointe ihre Erwartungen enttäuscht. Sie steckt die Hand in die Hosentasche.

»Danke für das Stichwort, Babsi.«

Babs runzelt die Stirn.

»Bei mir ändert sich einiges. Ich steig aus.«

Babs Kopf zuckt zur Seite, als habe ihr jemand einen Schlag gegen die Schläfe verpasst.

»Was?«

»Du hörst richtig.«

Netti gräbt ihre Hand tiefer in die Tasche.

Stine legt die Gabel weg, verschränkt die Arme und lehnt sich zurück. Rita schaut Netti beschwörend an. Sie wird doch nicht. Legt sie tatsächlich die Karten auf den Tisch? Dann gibt es kein Zurück.

Netti schlägt sich einmal mit der Linken auf den Schenkel und lacht, als habe sie das Spiel ihres Lebens gespielt und alle abgezockt.

»Okay, Ladys. Tom und ich trennen uns. Ich habe einen Geliebten. Um diese Zeit in einem Jahr sind wir mit unserem Segel-Katamaran irgendwo auf dem Ozean. Tom Boy weiß noch nichts, er bleibt erst mal bei seinem Vater. Fragen?«

Das ist nicht als Frage formuliert, sondern eine abschließende Feststellung.

Film raus. In die Dose. Deckel drauf. Dicht.

31

Stine ist geblieben, nachdem Babs und Netti überstürzt aufgebrochen sind.

Babs schien unter Schock, was Rita nicht verstand. War ihr das so neu?

Stine war nicht überrascht. Sie war irritiert, dass Rita als Einzige eingeweiht war und den Mund gehalten hat. Sie schaute Rita während des Abendessens wiederholt fragend an.

Nach Nettis Enthüllung konzentrierte Babs sich auf den Salat, als sei er ein 3-Sterne-Menü. Netti schwieg, es war alles gesagt. Rita fühlte sich als Gastgeberin und einzige Mitwisserin gezwungen, das Gespräch und den Abend am Laufen zu halten. Was misslang.

Netti brach nach dem Essen auf, und Babs murmelte etwas wie »nicht so der richtige Abend zum Pokerspielen« und schloss sich ihr an. Bevor sie ging, lud Babs sie alle für kommenden Samstag zum »Adventsessen« ein. Sie wolle was Schönes kochen.

»Hans und Tom sind auch eingeladen«, sagte sie. »Auch wenn das jetzt nicht der optimale Zeitpunkt für eine Paarveranstaltung ist.«

Als sie ins Treppenhaus trat, drehte Babs sich um, als hätte sie das Wichtigste fast vergessen, und schloss Ritas potenziellen Partner in die Einladung ein.

»Du darfst selbstverständlich auch jemanden mitbringen, Rita. Wenn es da einen gibt.«

»Wenn es da einen gibt«, äfft Rita Babs Tonfall nach.

»Babs hat ihren Lebensentwurf, und alles andere fällt durchs Raster«, sagt Stine. »Deshalb war das eben ein Schock für sie. Ihre Welt gerät ins Wanken. Für mich ist das nichts Neues, dass es in Nettis Leben andere Männer gibt. Aber es überrascht mich, dass sie alles aufs Spiel setzt. Ich hielt sie für praktischer. Seit wann weißt du davon?«

Rita wischt den Tisch sauber. Was für ein beschissener Abend. Netti hat den Pokerabend für ihren ganz persönlichen *Showdown* benutzt. Und weil das niemand kommen sah, zog sie mit ihrer aller Einsatz davon, noch bevor das Spiel begonnen hat. Armer Tom.

Blufft Netti, oder zieht sie das durch? Sie traut ihr beides zu.

Ein bisschen Sand aufwirbeln. Das Spiel bestimmen. Alle abzocken. Und dann lachen. War alles nur geblufft, man wird doch spielen dürfen. Tom und ich verstehen uns nach der Krise besser denn je.

Rita merkt nicht, dass Stine neben ihr steht und zusieht, wie sie wieder und wieder über den Tisch wischt.

»Das reicht. Was ist denn? Du bist doch die Einzige, die keinen Grund hat, überrascht zu sein.«

»Als wir neulich auf dem Weihnachtsmarkt waren, da hat sie es erzählt. Ich bin aus allen Wolken gefallen. Im Gegensatz zu dir dachte ich, dass Netti eigentlich eine glückliche Ehe führt. Vielleicht kommt unsere Jüngste mit ihren 37 Jahren in eine verfrühte *Midlife-Crisis*.«

Sie grinst. Stine reagiert nicht.

»Als sie mir das erzählte, von dem Typ und dem Katamaran, dachte ich, sie testet einen neuen Lebensentwurf aus. Ich stelle mir auch manchmal vor, wie ein völlig anderes Leben aussehen könnte. Netti fantasiert laut. Dachte ich. Eigentlich glaube ich immer noch, dass sie blufft.«

Sie wischt sich die Hände am Küchentuch trocken und setzt sich zu Stine an den Tisch.

»Auf mich wirkt sie entschlossen. Netti wird unterschätzt, nicht nur im Poker. Das führt dazu, dass sie ihre Mitspieler über den Tisch zieht und die nicht wissen, wie ihnen geschieht. Tom hat in ihr immer das gesehen, was in sein Konzept passt. Er verschließt die Augen vor dem, was ihre Beziehung erst möglich macht. Dass er Netti unendlichen Freiraum gibt, damit sie sich nehmen kann, was sie will.«

Rita zieht ihre Beine auf den Stuhl, umarmt die Knie und legt den Kopf auf die Arme.

»Du gehst hart mit ihr ins Gericht.«

»Ich bin nun mal schwer zu bluffen.«

Stine lächelt mühsam und zuckt mit der Schulter. Diese kalte Wut in ihrer Stimme. Rita wartet.

»Kurz nach dem Studium, als Netti und Tom ihren Laden neu eröffnet haben und Alex ihnen bei der Renovierung half. Da lief was, zwischen Netti und Alex. Er hat es mir Jahre später gestanden.«

»Du meinst, Netti hatte damals eine Affäre mit deinem Freund?«

»Einmal. Hat er gesagt. Er warf es mir an den Kopf, als alles bereits vorbei war. Kurz vor der Scheidung.«

Rita hat ein *Déjà-vu*. Zuerst Jan, und jetzt Alex.

»Warum hast du mir das nie erzählt?«

»Ich erfuhr es Jahre, nachdem es passiert ist. Zu dem Zeitpunkt trafen wir uns schon nicht mehr regelmäßig mit Netti und Babs.«

Ob Stine über Netti und Jan Bescheid weiß?

»Das ist alles ewig her«, sagt Stine. »Vielen Dank für neulich. Dass du hartnäckig geblieben bist. Hans und ich haben geredet. Wir wollten nach der Fehlgeburt zu schnell zurück in den Alltag, das war ein Fehler.«

»Und was ist mit eurem Kinderwunsch?«

»Ich habe von jedem meiner zwei Ex-Ehemänner zwei Kinder. Ich will mit Hans zusammenbleiben, aber wir brauchen kein gemeinsames Kind, um glücklich zu sein.«

»Aber das war doch eine Wunsch-Schwangerschaft«, sagt Rita.

»So ein Kind verbindet enorm. Ohne dass man jeden Tag

aufs Neue Gemeinsamkeiten sucht, ist da eine Verbindung, die nicht abreißt. Das vermittelt Sicherheit. Jetzt, nach der Fehlgeburt, denke ich anders darüber.«

Stine hebt die Arme und lässt sie auf den Tisch sinken, die Hände nach oben geöffnet. Selbstsicher und entspannt, so, wie Rita sie kennt. Sie gibt sich einen Ruck.

»Hast du eigentlich das Gefühl, ich will mit *Perfectaffairs* nur meine Bedürfnisse befriedigen? Leidenschaft von der Stange und mit maximaler Unabhängigkeit?«

»Was ist daran falsch, deine Bedürfnisse zu befriedigen. Manchmal ist genau das die Lösung. Du probierst dich aus, als Single und als Frau. Im Grund hast du Angst vor Nähe, wie wir alle. Wenn du dieses Bedürfnis zulassen kannst, hören deine Besuche auf *Perfectaffairs.de* automatisch auf.«

Rita nickt. Sie weiß, dass Stine recht hat.

»Allerdings, wenn du über einen längeren Zeitraum Pseudo-Beziehungen hast, bei denen sich beide gegenseitig gebrauchen, um ein primäres Bedürfnis zu befriedigen, dann hinterlässt das Spuren. Pass auf, dass du nicht den Absprung verpasst und vergisst, um was es in einer Beziehung geht. Verlier bloß nicht deine Bezogenheit.«

Stine betont das letzte Wort so, als wäre es ein Ausruf: Bezooogenheit!

32

Wenn nur endlich der Schnee auf den Fenstern tauen würde. Ihre innere Uhr tickt nicht mehr richtig, erst 22 Uhr, und sie ist todmüde.

Bevor Stine nach Hause ging, überlegten sie, was sie Babs am Samstag mitbringen sollten. Sie einigten sich auf ein Weihnachtsgesteck für ihr Wohnzimmer, das Stine bei dem Edel-Floristen am Viktualienmarkt besorgt.

Rita schlendert vom Zimmer in die Küche und zurück. In solchen Momenten wünscht sie sich eine größere Wohnung. Eine Wohnflucht, die sie durchmessen kann. Sie geht im Kreis.

Netti und Alex. Netti und Jan. Jan und Babs. Sie und Jan.

Sie ist kurz davor, sich Hose und Schuhe zu schnappen, ihren Mantel über den Morgenmantel zu ziehen und im Dunkeln die Isar entlangzulaufen.

Sie schaltet den Computer ein.

Sie muss *abolover69* antworten, ob sie sich mit ihm diese Woche trifft. Sie weiß nicht, wie viel Vorlaufzeit er braucht, um sich von Zu Hause loszueisen, aber sie ahnt, dass es knapp wird.

Sie öffnet das Postfach. Schon wieder neue Kontakte. Und eine E-Mail von Jan.

Sie überschlägt die Zahl der Profile im Postfach mit der Anzahl der Tage, die sie auf *Perfectaffairs.de* registriert ist. Im Schnitt pro Tag zwei neue Profile von seitensprungwilligen Männern. Da sie täglich online geht, ist ihr das nicht viel vorgekommen.

Heute ist das anders. Sie ignoriert die zwei neuen Kandidaten und schreibt *abolover69*, ob er diesen Donnerstag um 19 Uhr Zeit hat. Sie schlägt die Espresso-Bar neben *Schumann's* vor.

Sie wählt den Treffpunkt überlegt. In einem Restaurant würden sie zu Abend essen.

In der Espresso-Bar gibt es Kleinigkeiten zum Essen. Sie können aber auch nur einen Drink nehmen. Oder einen Kaffee. Alle Optionen sind offen, und sie kann flexibel auf *abolover69* reagieren.

19 Uhr ist die perfekte Zeit. Es kann ein unzweideutiges *After-Business-Meeting* werden, das kurz nach 20 Uhr zu Ende ist.

Nett war's. Wir telefonieren.

Bloß nicht den Eindruck eines romantischen Dinners zu zweit aufkommen lassen. Das Abendessen mit Cyrano in der Tapas Bar vor zwei Wochen ist Ewigkeiten her.

Und jetzt zu Jan. Sie fühlt eine Mischung aus Ratlosigkeit, wie sie auf seine Avancen reagieren soll, und eine Sehnsucht, die sich nicht wegrationalisieren lässt. Die Ambivalenz löst in ihr eine Spannung aus, die sie verunsichert. Sie vergisst Aufgaben und Termine und spürt eine generelle Unzufriedenheit mit sich.

Hallo du mit dem schönen Schönheitsfleck:-),

ich hoffe, du hast hier noch nicht deinen Traummann gefunden ... Habe ich dir schon gesagt, dass ich mich sehr gerne mit dir treffen möchte? :-)) Du bestimmst Ort und Zeit. Jetzt fangen bald die Weihnachtsferien an, und da bin ich beim Skifahren in Frankreich. Meinst du, wir beide können uns vorher noch treffen? Dein Profil klingt sehr sexy und spricht mich an. Ob die Chemie stimmt, sehen wir nur, wenn wir uns treffen. Hast du nächste Woche Zeit? LG, Janus

Skiurlaub. Richtig. In der Nähe von Chamonix.

Hallo Jan,

schön, dich hier auf Perfectaffairs *zu treffen. Wie geht's denn so? Natürlich können wir uns nächste Woche auf ein Stelldichein treffen. Meine Fotos schalte ich nicht für dich frei, denn du weißt ja schon, wie ich aussehe. Wie, du kommst immer noch nicht drauf? Trotz Schönheitsfleck?*

Rita. Ja, DIE Rita. Na, macht's klick? Und, bist du jetzt enttäuscht? Wohl nichts mehr mit dem Date nächste Woche, was? Viel Spaß auch beim Skifahren in Chamonix.

LG zurück, DIE Rita

Rita liest ihre Mail und lacht. So ein Blödsinn. Sie schließt das Fenster, ohne die Mail abgeschickt zu haben.

Alles ist in der Schwebe, aber so kann es nicht ewig bleiben. Wenn sie nicht bald eine Entscheidung fällt, wird es ein unschönes Erwachen geben.

Sie ist am Zug.

33

Als sie auf die Espresso-Bar zugeht, sieht sie einen Mann am Fenster sitzen, der dem Surfer *abolover69* ähnlich sieht. Kernig, braune Haare, lässige Kleidung. Soweit sie das erkennen kann. Sie kennt noch nicht einmal seinen Vornamen. Sie wollte ihn in der Mail erfragen, vergaß es aber. Er antwortete einsilbig:

Hi Rita, alles klar. Freue mich. Bis dann!

Als sie die Bar betritt, steht er vom Barhocker auf und kommt ihr entgegen. Er begrüßt sie mit »Hallo Rita« und zwei Wangenküssen, dann stellt er sich vor. Sven heißt er also. Sie nennt der Höflichkeit halber nochmal ihren Vornamen. Und von da an ist das Eis gebrochen.

Er sieht im wirklichen Leben genauso gut aus wie auf den Fotos und entspricht auch sonst dem Klischee des Surfers. Entspannt, witzig, unterhaltsam. Er ist viel gereist und hat was zu erzählen.

Beruflich ist er Filmproduzent. Er erklärt, das ist so was wie ein Makler. *Producer* besorgen Menschen, Material, Drehbücher und Geld. Vor allem Geld.

Die Chemie zwischen ihnen stimmt. Rita ist nach ihrem ersten Wodka Martini locker und lacht viel. Er schaut sie fragend an, und als sie wortlos nickt, bestellt er ihr einen zweiten. Er bleibt beim Bier.

Den hat sie sich wieder gut ausgesucht. Ein sexy Typ, und ein sehr netter Abend. Er greift hin und wieder nach ihrem Arm, wenn er ihr etwas erzählt und der Spannungshöhepunkt erreicht ist oder wenn er sie auf eine Pointe zuführt. Er hat ein ansteckendes Lachen.

Die Atmosphäre ist intim, als ob sie sich schon Wochen kennen, nah, ohne aufdringlich zu sein. Ritas Wangen röten sich, die Augen glänzen, die grünen Sprenkel tanzen im Braun der Iris.

Es ist kurz vor 21 Uhr, als Ritas zweiter Drink leer ist. Er schaut sie wieder fragend an. Sie versteht den Blick. Einen weiteren Drink, was essen, oder.

Sie entscheidet sich für oder.

Sie fragt, ob er Lust hat, mit zu ihr zu kommen. Er nickt, hebt gleichzeitig den Arm und verlangt die Rechnung. Sie sind wie ein Paar, verstehen sich wortlos.

Das war sehr direkt von ihr, und es ist aufregend, wie leicht es sich anfühlt.

Gegen Mitternacht macht er sich auf den Weg. Rita bleibt liegen und schaut ihm beim Anziehen zu. Sie hält nur mit Mühe die Augen offen.

Er entschuldigt sich, dass er schon gehen muss, und küsst sie zum Abschied auf den Mund. Das nächste Mal hat er mehr Zeit.

Sie sagen beide, dass es schön war – Rita erinnert sich später nicht, wer es zuerst gesagt hat – vereinbaren aber keinen Termin für ein nächstes Treffen. Sven hat einen Beruf, eine Frau und zwei Kinder. Es erfordert Geschicklichkeit, alle Bälle in der Luft zu halten.

Wir mailen. Also dann.

Die Wohnungstür fällt ins Schloss. Sie schläft fast.

Sven war komplett rasiert. Sogar die Brust. Wie Cyrano. Ob inzwischen alle Männer überall glatt sind? Oder nur die auf *Perfectaffairs.de*. Vielleicht ein Zeichen ihrer Gruppenzugehörigkeit.

Wie die Tattoos der Motorradgangs.

Sie hat ihn danach gefragt, und er erklärte, dass der Penis ohne Schambehaarung länger wirkt. Er meinte, das mache schon so ein paar Zentimeter aus, rein visuell. Und dass sie es doch auch mal versuchen solle. Frauen würden, wenn sie unterrum ganz glatt sind, ein viel intensiveres Empfinden haben, einfach mehr spüren.

Mehr spüren ist gut. Allerdings glaubt sie nicht, dass sie sich daran gewöhnen könnte, so ganz nackt.

Darüber muss sie morgen nachdenken.

34

Babs findet das Weihnachtsgesteck entzückend.

Es hat sich gelohnt, dass Stine weder Zeit noch Geld gespart hat, um etwas zu finden, das Babs gehobenem Anspruch gerecht wird.

Zu kitschig, findet Rita, besonders das Vogelpärchen, das in den Zweigen sitzt und sich anzwitschert. Stine meinte, die sachliche Babs steht auf unverfälschten Kitsch.

Das Geschenk ist ein Erfolg.

Babs begrüßt Hans, nett dich kennenzulernen, und verteilt Espadrillen, extra für Gäste, damit sie die Schuhe ausziehen. Sie führt sie ins Wohnzimmer, wobei sie das Gesteck wie eine Auszeichnung vor sich herträgt. Ein Pokal oder ein Oscar.

Netti und Tom sitzen bereits am mit Kerzenständer und Glitzersternchen dekorierten Esstisch. Rita ist im ersten Moment Tom gegenüber befangen, als ob sie was mit Nettis Entschluss zu tun hat. Er begrüßt sie jedoch herzlich, umarmt und küsst erst sie, dann Stine, und schüttelt Hans die Hand. Es ist ihm nichts anzumerken. Hat Netti ihn nicht eingeweiht?

Sie haben sich auf dem Weg hierher unterhalten, wie Tom mit der Situation umgeht. Und dass Babs und Jan inzwischen die Einzigen sind, die sich noch nicht getrennt haben. Zuerst Rita, dann Stine mit zwei Scheidungen. Jetzt Netti.

Babs nimmt den Farn vom Blumenständer, stellt das Gesteck darauf und schiebt alles in die Mitte des Raumes.

»Ist das nicht wunderbar. Es passt perfekt.«

Es stimmt, das opulente Gebilde passt in das Wohnzimmer, in dem zu viel Vorhang die Fensterfront und Wände bedeckt. Ein Leben in beigem Samt mit Goldborde.

Jan ist nicht zu sehen.

Rita entspannt sich. Vielleicht ist er nicht da.

»Jan ist in der Küche. Er ist für die Ente zuständig. Stine, Netti, ihr setzt euch bitte hier hin, Hans und Tom gegenüber, und du Rita, dich setzen wir ans Ende. Netti, schenkst du den Aperitif ein? Es gibt Brût de Pêche.«

Rita winkt ab. Sie wird nüchtern bleiben, wer weiß, was sonst passiert. Und der mit Pfirsich aromatisierte Sekt ist nicht ihr Fall.

Sie nimmt Platz und schiebt die Hände unter die Schenkel, als wolle sie sich nicht in die Karten sehen lassen.

Tom und Hans stehen am weihnachtlich dekorierten Panoramafenster und reden angeregt über das Wetter und die Wirtschaftskrise. Sie sind ganz verschiedene Typen und haben sich eben erst kennengelernt, aber von hinten wirken sie wie alte Freunde.

Netti und Stine prosten sich zu. Sie stoßen nicht an. Netti macht Stine ein Kompliment wegen ihres frischen Aussehens und des Paisley Kleides, Stine gibt das Kompliment zurück.

Netti trägt Jeans von *Miss Sixty*, eine geblümte Bluse in kräftigen Farben, darüber ein Fell-Jäckchen mit Lederbändel. Sie trägt als Einzige von ihnen Straßenschuhe, Stiefeletten aus schillerndem Kunstleder. Sie sieht so jung aus neben Stine.

Seitdem Stine von Nettis Affäre mit ihrem ersten Mann Alex erzählt hat, sieht Rita die beiden mit anderen Augen. Vielleicht war ihr Versuch, mit dem Pokerabend an die Vergangenheit anzuknüpfen, von Anfang an zum Scheitern verurteilt. Zu viel lief damals schief und wurde nicht ausgesprochen, und so drifteten sie auseinander. Rita wünschte, die Differenzen wären überbrückbar und sie könnten zu der Nähe zurückfinden, die mal war. Oder zu etwas Neuem. Selbst wenn diese erneute Nähe andere Verwicklungen heraufbeschwört.

Rita knabbert an ihrer Unterlippe. Ihre Lippe blutet da, wo sie die Haut in Fitzelchen und Fetzen mit den Zähnen abgerissen hat. Sie fährt mit der Zunge über die schmerzenden Stellen. Im Mund bleibt ein Geschmack nach Eisen zurück.

Aus der Küche kommt Gemurmel, von dem Rita magisch angezogen wird. Jan und Babs. Als sie es nicht länger aushält, treten die zwei durch den geschwungenen Bogen, der Küche und Wohnzimmer verbindet. Jan trägt die Platte mit der Ente, Babs eine große Schüssel mit Rotkohl und Kartoffelknödel.

»So, ihr Lieben. Tut uns leid, dass wir euch haben warten lassen.«

35

Babs stellt mit einem Seufzer die Schüssel ab und setzt sich Rita gegenüber an den Kopf des Tisches. Jan nimmt den Stuhl, der rechts von Babs steht und zieht ihn vom Tisch weg.

»Platz da. Der Vogel muss gebändigt werden. Übrigens: Schön, euch mal wieder bei uns zu haben.«

»Jan, jetzt stoß erst mit unseren Gästen an!«

»Lass mich dem Vögelchen die Flügel stutzen, solange es heiß ist.«

Alle lachen. Stine und Netti rücken zusammen, damit Jan auf ihrer Seite des Tisches Platz hat, um die Ente mithilfe einer Serviergabel und einem gezackten Messer zu zerlegen. Offensichtlich versteht er was davon. Es wird still im Raum.

Jan zerlegt die Ente mit wenigen Schnitten, und sie schauen fasziniert auf seine Hände, die das Besteck halten, wie ein Maler seinen Pinsel. Handwerkszeug und Kunstwerkzeug. Rita beschleicht das Gefühl, dass sie Zuschauer einer Aufführung sind.

Rita zieht die Hände unter ihren Schenkeln hervor, stellt die Ellbogen auf den Tisch, legt das Kinn in die Hände und mustert ihn.

Es ist fünf Jahre her, seitdem sie Jan das letzte Mal gesehen hat. Es war nach der Geburt seines ersten Kindes, an einem Sonntagnachmittag. Babs und Jan hatten ihren Freundeskreis zum Kaffee eingeladen, um das freudige Ereignis zu feiern. Rita erinnert sich vor allem daran, dass es sehr voll in der 3-Zimmer-Wohnung war. Sie ging früh, ohne sich von Babs und Jan zu verabschieden.

Jan hat sich überhaupt nicht verändert. Er ist Mitte 30 und sieht aus wie in den Zwanzigern. Er trägt, wie immer, eine Anzughose und ein hellblaues Hemd, dessen oberste drei Knöpfe offen stehen. Die Ärmel rollt er Sommers wie Winters bis zu den

Ellbogen hoch. Sehr lässig. Ins Büro zieht er die Anzugjacke darüber.

Im Sommer kann das Hemd auch weiß oder, je nach Trend, zartrosa sein. In jedem Fall passt es zu seinen dunklen Haaren und blauen Augen. Die Haare frisiert er immer noch mit Gel seitlich nach hinten und vorne nach oben.

Rita schreckt aus ihren Gedanken auf. Der Tisch klatscht, als Jan mit einer ausladenden Bewegung das Geflügelbesteck weglegt und die Platte mit der zerteilten Ente in die Mitte des Tischs stellt. Dann greift er nach dem Sektglas und hebt es hoch.

»Zum Wohl, und lasst es euch schmecken. Wenn es nach meiner Frau geht, ist das die letzte Einladung in diesen bescheidenen Räumen. Wir ziehen bald in ein Haus nach Bogenhausen. Babs ist noch hart am Verhandeln, aber wie ich sie kenne, hat sie den Kaufvertrag bald in der Tasche. Prost!«

Beim Wort »Prost« senkt er den Kopf und schaut mit seinen klaren Augen über das Sektglas hinweg in Ritas Richtung. Dabei blinzelt er ihr mit einem Auge zu. Oder bildet sie sich das ein? Im nächsten Moment wirft er den Kopf zurück und trinkt das Glas in einem Schluck leer.

Der Tisch trinkt ihm zu und ruft ebenfalls »Prost«.

Babs sitzt am Kopf des Tischs und strahlt.

»Greift zu, in der Küche ist Nachschub. Jan, kümmerst du dich um den Wein?«

»Schade, dass die Kinder schon im Bett sind. Aurelie habe ich zuletzt mit einem Jahr gesehen. Sie müsste jetzt drei sein, oder?«, sagt Stine.

»Aurelie ist drei und Maximilian fünf. Die beiden liegen um sieben im Bett, sonst sind sie am nächsten Tag nicht zu haben«, sagt Babs.

Es wird ruhig am Tisch. Sie schauen auf die Teller und essen. Rita sieht aus den Augenwinkeln, wie Stine versteckt über den Tisch zu Tom schaut. Ob die Trennung im Lauf des Abends thematisiert wird. Rita hofft für Tom, dass es niemand anspricht.

Als die Stille unangenehm wird, wendet Babs sich an Rita.

»Na, was gibt es Neues von deiner Kontaktsuche im Netz. Eine Anekdote vielleicht?«

Die Frage trifft sie unvorbereitet. Babs führt sie vor, damit ihre Gäste was zum Lachen haben. Jan kommt ihr zu Hilfe.

»Wusstet ihr, dass der durchschnittliche *User* auf *Facebook* 120 Kontakte hat? Und dass das Gehirn in der Lage ist, bis zu 150 Kontakte zu verwalten? Der durchschnittliche *Facebook User* hat bald mehr Kontakte, als sein Gehirn fassen kann. Was passiert mit den Kontakten jenseits von *Facebook*? Die Offline-Welt verliert zunehmend an Bedeutung.«

»Jans Marketingagentur hat letzte Woche einen großen Auftrag akquiriert. Der Kunde ist eine Internet-Firma, die Kaffeebohnen individuell mixt«, sagt Babs.

»Wir haben den gesamten Marketingetat an Land gezogen. Man kann sich heute über das Internet alles Mögliche individuell mischen lassen. Müsli, Tee, Pralinen, sogar Brot und Parfum. Das Internet hat die Produktpolitik in vielen Bereichen revolutioniert.«

Alle hören ihm gebannt zu.

»Aber auch die zwischenmenschliche Interaktion hat sich verändert. So hat bereits jeder zweite *User* auf einer Online-Plattform Freunde gefunden. Wir leben in einer Netzkultur, das heißt, niemand ist jemals allein. Theoretisch.«

»Ich habe das Gefühl, wir leben in einer Turbowelt, in der sich alles immer schneller dreht«, sagt Stine. »Und trotzdem werden diese Luftballons weitergeschleudert, gejagt und fliegen herum, und man sieht die, und will sie alle haben, alle, und wenn man sie hat, ist nur Luft drin.«

Der Tisch hat aufgehört zu essen und hört Stine zu. Bis auf Jan. Er isst weiter und nickt automatisch.

Stine fährt fort:

»Das hat schon mit unserer Informationswelt, zum Beispiel mit dem Internet, zu tun. Klar ist das eine Supererfindung. Aber diese Überbilderung! Eigentlich muss man sich Oropax rein-stecken und eine Brille mit Scheuklappen aufsetzen, damit man sich mal wieder ganz konzentriert zu einer Sache verhält. Man weiß doch gar nicht mehr, zu was soll ich mich verhalten. Und wie soll ich mich dazu verhalten.«

»Hört, hört. Schöne neue Welt«, sagt Jan.

Rita fühlt Wut in sich aufsteigen.

»Wie schätzt du als Fachmann eigentlich die Auswirkungen, die das Netz auf die Beziehungsfähigkeit des Menschen hat, ein«, fragt Rita.

»So, so, ich als Fachmann.«

»Das Netz liefert Sex in allen Variationen und Intimität auf Knopfdruck. Das bedeutet, dass, theoretisch, jeder mit seinem Profil in mehreren Parallelwelten lebt. Und jede dieser Welten funktioniert nach ihren eigenen Gesetzen.«

»Da kann ich dir nicht als Fachmann dienen.«

»Deine Agentur hat sich doch auf Internet-Marketing spezialisiert.«

»Ehrlich gesagt, auf dem speziellen Gebiet bin ich nicht firm. Ich kenne mich mit der *Mass Customization* von Produkten aus. Nicht von Menschen.«

Er lächelt charmant in die Runde. Der Tisch lacht. Jan fährt fort.

»Sicher, das Internet beeinflusst das gesamte Networking, dazu gehört natürlich auch die sexuelle Kontaktanbahnung. Rein technisch ist es möglich, eine Applikation auf das *iPhone* zu laden, die ortet, wo man sich gerade befindet, ob im Lebens-mittelgeschäft an der Ecke oder auf Geschäftsreise im Ausland. Man klickt an, ob man ein romantisches Date oder einen Seiten-sprung sucht, und das Gerät listet potenzielle Partner, die sich in der Nähe befinden. Natürlich mit Bild. Man nimmt per SMS oder telefonisch Kontakt auf, und ab geht die Post.«

Jan lacht und zuckt die Schultern.

»Wenn man auf so was steht.«

»Du solltest mit deiner Agentur bei unserem neuen Direktor vorsprechen. Bei dieser Applikation fehlt nur noch die Angabe, wo sich das nächstgelegene Hotel befindet, und welche Zusatzservices das Hotel seinen Stundengästen zu welchem Preis bietet. Zum Beispiel einen Whirlpool auf dem Zimmer und statt der Bibel ein »Liebesset« in der Nachtischschublade, das Massagekerzen, Kondome, Gleitmittel und Handschellen enthält.«

Jan schaut sie mit seinen strahlenden Augen freundlich an.

»Alles ist möglich. Eine Applikation beeinflusst vertikal viele Produktanbieter und Dienstleister, die mitziehen müssen, wenn sie wettbewerbsfähig bleiben wollen. Danke für den Tipp, deinen Boss finde ich sicher auf *XING*.«

Babs greift nach Jans Hand.

»Jan liebt seinen Job, er könnte 24 Stunden im Netz surfen. Das ist für ihn eine große Spielwiese. Da geht es bei uns im Kreditwesen anders zu.«

Sie lacht. Der Tisch lacht mit.

Der dreimalige *World Series Of Poker Champion*, Johnny Moss, sagte einmal: Um herauszufinden, welche Hand dein Gegner beim *Showdown* zeigt, beobachte seine Bewegungen, die Adern an seinem Hals, seine Augen, die Art, wie er schwitzt.

Jan ist nichts anzumerken. Keinerlei *Tells*. Vielleicht hat jemand anders Jans Foto auf *Perfectaffairs.de* benutzt.

Jan lächelt in die Runde und spießt das letzte Stück Ente auf. Für ihn ist das Thema beendet. Während er die Gabel zum Mund führt, schaut er ans Kopfende zu Rita. Sein Blick bleibt an ihrem Cindy Crawford Schönheitsfleck hängen. Einen Moment zu lange, und als er sich dessen bewusst wird, löst er schnell den Blick, aber er sieht aus den Augenwinkeln, wie sich Ritas Mund zu einem triumphierenden Lächeln verzieht.

Er zuckt zusammen.

Ertappt!

Durchschaut.

* STINE *

Übers Meer auf und davon, mit einem fremden Mann, der auch noch mit einer anderen verheiratet ist ... typisch Netti.

Ganz von vorne anfangen. Bei null. *Tabula rasa.* Aussteigen! Nicht auf Zeit, sondern für immer. Keine Wohlfühl-Kreuzfahrt mit Maximalluxus, sondern ein Kleinunternehmen in Form eines Katamarans, dem Porsche unter den Segelbooten.

Mensch Netti! Ist deine Radikalität von Mut getragen oder Ergebnis einer selbstzerstörerischen Naivität? Wie kannst du nur. Wie kann man nur.

Das habe ich mir auch oft gewünscht, ein radikaler *CUT*, der in einen Neuanfang mündet, bis ich dann merkte, hoppla, hier war ich doch schon mal, da habe ich aber ganz schön die Runde gedreht. Ich habe zwei Mal zwei Kinder von zwei verschiedenen Männern, mit denen ich richtig lange zusammen war. Natürlich auch verheiratet, das gehört irgendwie dazu. Wenn schon, denn schon. Das ganze Paket. Und bei jedem Kind war ich mir sicher: Dieses Mal wird alles anders. Dieses Mal wird es gelingen. Alles wird perfekt.

Sind natürlich auch die Hormone. Oh, Mann, ging's mir während meiner Schwangerschaften gut! Warum gibt es diesen Hormoncocktail nicht auf Rezept?

Ist natürlich alles viel komplizierter. Die perfekte Beziehung gibt es nicht. Jedes Mal wurde ich aufs Neue mit einer ganzen Palette von Fehlern und Schwächen konfrontiert. Es heißt ja: Jedem Anfang wohnt ein Zauber inne. HAH! Alles Quatsch. Jedem Anfang wohnt das Potenzial für ein neues Versagen inne und die Erkenntnis, dass alles Fehlerhaft ist.

Als dann Hans auf der Bildfläche erschien, habe ich mir fest vorgenommen, dieses Mal nicht nach der perfekten Beziehung zu suchen, habe mich von Anfang an geweigert, »an der Beziehung zu arbeiten«. Wenn ich das schon höre ... Ich habe alles so genommen, wie es kam, und mich auf die positiven Gefühle konzentriert.

Hans hat zwei schon fast erwachsene Kinder aus einer früheren Ehe, das ganze Kinderthema war also schon mal vom Tisch. Wir zogen auch nicht zusammen. Er wohnte weiter in seinem Appartement in Nord-Schwabing und ich mit den Kindern in einer Doppelhaushälfte in Feldmoching. Das war eine schöne Zeit, wenn er abends kam, schliefen die Kinder meist schon, und morgens schlich er sich früh aus dem Haus, um bei sich zu duschen, bevor er zur Arbeit ging. Ich weckte die Kinder, wir frühstückten, ich brachte sie in Schule und Kindergarten, und fuhr weiter an die Uni, wo ich mir die Stunden immer so lege, dass ich nie vor 10 Uhr morgens unterrichte und spätestens um 15 Uhr rauskomme. Ich unterrichte englischsprachige Literatur, schon viele Jahre, da bekommt man eine gewisse Routine.

Dieses Arrangement zwischen Hans und mir hatte so was Improvisiertes, Spontanes, wir waren wie Lebenskünstler. Und wenn die Kinder am Wochenende gleichzeitig bei ihren Vätern waren, dann blieb uns Zeit, zu verreisen. Bozen, die Berge, im Sommer einfach mal an den Starnberger See, London, Paris, nur wir zwei ...

An diesen Wochenenden fühlten wir uns frei, alterslos, ohne Verpflichtungen. Es braucht ja gar nicht viel.

Ich weiß nicht, wer von uns damit anfing, aber nach einem Jahr »Lotterverhältnis«, wie Hans es anzüglich nannte, sprachen wir immer öfter über ein gemeinsames Kind. Es wäre Hans' drittes und mein fünftes Kind gewesen. Aber zuerst mussten wir zusammenziehen.

Und so taten wir es dann auch. Hans zog bei uns ein, die

Kinder fanden es klasse, er genoss es, morgens nicht mehr in aller Herrgottsfrüh loszumüssen, und ich ließ mich in den mir vertrauten Rhythmus des Familienlebens fallen. Für mich war es eine Erleichterung, dass Hans als Gymnasiallehrer nachmittags Zeit hatte, die Kinder abzuholen. Zwei Monate später war ich schwanger und saß in stummer Erwartung da, voller Vorfreude auf den Hormonkick.

Natürlich bin ich nicht schuld an der Fehlgeburt. Die Ärzte meinten, so was kann immer mal passieren, auch so spät in der Schwangerschaft noch. Und natürlich, ich könne jederzeit wieder schwanger werden und ein Kind bekommen.

Für mich war das ein *Wake-up-Call*. Hat es das gebraucht, dass ich erkenne, im Wiederholen alter Muster liegt kein neues Leben?

Und wie das jetzt Hans erklären.

Zum Sommersemester erwarten sie mich an der Uni zurück, und in ein paar Wochen muss ich die Themen für meine Seminare einreichen. Ich habe keine Idee, und die Aufschriebe alter, bereits gehaltener Seminare habe ich in den Müll geworfen. Direkt nachdem es passiert ist, als ich aus dem Krankenhaus nach Hause kam und Großreinemachen angesagt war. Säckeweise Karteikarten und LEITZ-Ordner. Zehn Jahre Dozentur im Müll. Eine Erleichterung!

Was jetzt noch unterrichten? Was diesen jungen Frauen sagen, denn die meisten meiner Literaturstudenten sind Frauen. Alles scheint vorausbestimmt. Wie sie aufrütteln, ihnen klarmachen, dass, wer die Wahl hat, auch die Qual hat? Oder besser, wer die Wahl hat, sich auch quälen muss, um eigene Lösungen zu finden. Immer wieder. Und aufs Neue.

Vielleicht Edgar Allen Poe und seine Faszination mit toten Frauen: »*The death of a beautiful woman, is unquestionably the most poetical topic in the world.*«

Seit einigen Tagen habe ich denselben Traum. Ich liege im Bett, rechts und links steht ein Putzeimer, meine Handgelenke hängen über den Eimerrand und es pulsiert Blut heraus. Ich muss achtgeben, dass nichts danebengeht. Meine Augen sind geschlossen, mein Gesicht ist gespenstisch weiß und vollkommen entspannt, meine Haare liegen in dicken Locken auf dem Kissen.

Ich bin wunderschön.

Absolute Ruhe durchströmt mich, und ich halte sie fest, während mein Herz immer langsamer schlägt. Kurz bevor es aufhört zu schlagen, schiebt sich das Meer dazwischen, tiefblau glänzend und mit strahlender Kraft. Ich wache auf, gestärkt, gereinigt, wie nach langer Krankheit.

Jetzt verfolgen mich Nettis Aussteigerfantasien schon bis in meine Träume.

38

Sie darf auf gar keinen Fall vor Jan im Restaurant sein, denn wenn er sie durchs Fenster sieht, wird er glauben, es ist ein unglücklicher Zufall, dass sie ausgerechnet dann im *YOL* sitzt, wenn er ein Date mit Cindy von *Perfectaffairs* hat. Und auf dem Absatz kehrtmachen.

Sie dreht Runden wie ein Raubtier im Zoo. Küche, Zimmer, drei Schritte. Zurück, drei Schritte.

Sie hat sich am Vorabend zurechtgelegt, was sie tragen wird. Ein graues Flanellkleid mit lila Musterung und V-Ausschnitt, dazu schwarze Lederstiefel mit Absatz. Goldkreolen, die sie vor Kurzem noch zu auffällig gefunden hätte, und der tiefrote Lippenstift.

Nichts hält sie mehr. Das *YOL* ist gleich um die Ecke. Sie ist viel zu früh dran.

Wenn sie jetzt Jan begegnet, wie er einen Parkplatz sucht, war alles umsonst. Sie geht Richtung Isar. Es ist eiskalt, und der Weg die Isar entlang ist menschenleer.

Sie hat Jan nach dem Weihnachtsessen am Sonntagabend eine E-Mail geschrieben und sich mit ihm für Dienstag 20 Uhr im *YOL* verabredet. Sie wartete bis 1 Uhr früh, erhielt aber keine Antwort. Als sie sich am Morgen, ausnahmsweise vom Büro aus, auf *Perfectaffairs.de* anmeldete, hatte er geantwortet. Seine Mail war kurz:

YES ... endlich! Freue mich, dich endlich kennenzulernen. Bitte denk daran, DU musst auf MICH zu gehen, denn ich weiß immer noch nicht, wie du aussiehst. Hoffe, ich werde dem Bild gerecht, und du erkennst mich gleich :-)). Bis morgen (Dienstag)!

P.S. Das Restaurant kenne ich. Gute Wahl!

Er verschwieg seinen Vornamen.

Natürlich kennt er das *YOL*. Große Holztische, auf denen mehrere Kerzenständer stehen, verraucht, dunkel, nette Bedienung und ordentliche Portionen zum fairen Preis. Inzwischen wird dort nicht mehr geraucht, die Atmosphäre hat aber immer noch was von einer Spelunke. Gemütlich.

Rita wählte das *YOL*, weil sie Jan in einer Umgebung treffen will, in der sie sich sicher fühlt. Sie kennt die Besitzer, ein Türke und eine Griechin. Sie kamen vor 30 Jahren nach München, weil sie zu Hause als Paar keine Zukunft hatten. Sie sind aus der Grenzregion zwischen der Türkei und Griechenland, und Mischehen wurden auf beiden Seiten der Grenze nicht toleriert. Die Familien sagten sich von ihnen los, sie wanderten aus und wagten einen Neubeginn in München. Deshalb benannten sie ihr Restaurant nach dem türkischen Film *YOL – Der Weg*.

Rita mag die beiden. Er sieht mit seinem Schnauzer, den Knopfaugen und braunen Locken wie Charlie Chaplin aus, besonders, wenn er lächelt, nur größer und muskulöser, sie ist klein und hat das Gesicht einer Nofretete.

Rita geht bis zum Kiosk an der Brücke. Er ist einladend erleuchtet und hat im Winter um diese Uhrzeit dennoch etwas Verzweifeltes. An dem Geländer neben dem Kiosk lehnen die Bewohner der Matratzenlager unter der Brücke mit einem Bier oder einem Kurzen in den verkrusteten Händen und unterhalten sich, als stünden sie in ihrer Stammkneipe im Warmen.

Rita blickt an ihnen vorbei und geht zum Fenster. Sie kauft eine Packung *Mentos* und steckt eines in den Mund. Sie schaut auf die Uhr und erschrickt.

Wenn sie sich nicht beeilt, ist er weg.

Rita ist außer Atem. Sie schaut durchs Fenster. Kein Jan. Bevor sie einen Rückzieher machen kann, stößt sie die Tür auf.

»Und denk daran, was die *Schwarze Mamba* sagt. Ihr Vorteil als weibliche Profipokerin gegenüber den männlichen Profis besteht darin, dass Männer nach dem Prinzip *Lass uns vor die Tür gehen und klarmachen, wer der Stärkere ist* spielen.

Als Weltklasse Pokerspieler brauchst du die Nerven, dich rumschubsen zu lassen, bis du eine Falle aufstellen kannst. Wir Frauen sind darin viel besser.«

»Ach, Netti.«

Sie steht wie geblendet, obwohl es schummrig ist. Es riecht nach Bierhefe, Kerzenwachs, und aus der Küche weht eine warme Wolke aus Knoblauch und Zwiebeln. Jeder zweite Tisch ist besetzt. Wenig los heute.

Rita hat das Gefühl, die ganze Kneipe starrt sie an.

Sie bleibt am Eingang stehen und sucht mit den Augen den Raum ab. Als ihr Blick auf Jan fällt, hat er sie schon gesehen. Er sitzt an einem Tisch in der Ecke neben dem Tresen, auf einer Holzbank mit dem Rücken zur Wand, damit er die Tür im Auge hat. Er blickt sie unverwandt an.

Sie lächelt, hebt die Hand und geht auf ihn zu. Jan lässt sie nicht aus den Augen. Als sie den Tisch in der Ecke erreicht, steht er auf.

Irgendetwas an seiner Körpersprache stimmt nicht. Warum ist er nicht überrascht.

Sie sagen gleichzeitig »Hallo«. Ritas Blick streift ihn kurz, dann nestelt sie an den Knöpfen und zieht den Mantel aus. Jan geht um den Tisch herum und nimmt ihn ihr ab.

»Darf ich?«

Er legt ihn über einen Stuhl und setzt sich. Rita hängt ihre Tasche an die Lehne und setzt sich ihm gegenüber. Sie hat sich vorgenommen, ein aggressives Spiel zu spielen. Kontrolliert aggressiv.

»Du bist nicht überrascht, mich zu sehen.«

»Als du zur Tür reingestolpert bist, war klar, dass du *Cindy_42* bist.«

Rita wird rot und kreuzt die Arme vor der Brust.

»Und, peinlich?«, fragt sie.

Jan lehnt sich vor und mustert sie ruhig.

»Wieso peinlich? Du sitzt ja auch hier.«

Er macht eine Kunstpause. Dann, weiter im Text.

»Das hat was, dass wir uns in diesem Zusammenhang treffen.«

Flirtet er mit ihr? Oder will er sie aus dem Konzept bringen? Warum hat sie bloß das Gefühl, dass er mit gezinkten Karten spielt.

»Was meinst du damit?«

»Du hast mein Foto gesehen und wusstest, wer sich hinter *Janus_8* verbirgt, und schreibst mir trotzdem. Warum? Warum bist du hier, Rita. Warum bist du überhaupt auf *Perfectaffairs*? Du bist doch Single, wenn ich mich nicht täusche.«

Sich nicht das Spiel aus der Hand nehmen lassen. Sie konzentriert sich auf die Karten. Sie muss sie nur richtig spielen.

Sie schaut sich nach der Bedienung um. Nofretete ist heute nicht da, und Charlie Chaplin steht wie immer hinterm Tresen. Er hebt die Hand und grinst sein Charlie Chaplin Lächeln. Rita winkt zurück und bestellt bei der jungen Bedienung ein Glas Rotwein. Jan bestellt noch ein Pils. Auf die Frage, ob sie etwas essen wollen, schüttelt Rita den Kopf. Jan bestellt einen Vorspeisenteller für zwei Personen.

»Auf den habe ich mich gefreut. War viel zu lange nicht mehr hier.«

Rita geht nicht darauf ein.

»Um eines klarzustellen, ich habe keinerlei intimes Interesse an dir. Dein Bild steht übrigens immer noch bei Netti im Studio. In Großformat. Sie ist mächtig stolz darauf.«

Das lief falsch. Warum denn jetzt Netti?

»Ich war mir nicht sicher, ob ich mit Babs darüber reden soll. Andererseits kann ich nicht einfach so machen, als wäre nichts passiert«, sagt Rita.

»Natürlich nicht.«

Macht er sich lustig? Jan hebt sein Pils, um mit ihr anzustoßen.

Auf was denn bitte. Gemeinsame Freunde?

»Nett, dass du gekommen bist«, sagt er.

Rita lehnt sich zögernd vor, nimmt ihr Weinglas und stößt mit ihm an. Kurz bevor sie trinkt, sagt sie »Auf alte Zeiten«. Jan lacht und nimmt einen tiefen Schluck. Er zieht den Schaum auf der Oberlippe mit einem agilen Zungenwisch in den Mund.

»Da bin ich aber froh, dass du Babs nichts erzählt hast.«

Er lacht wieder laut auf.

»Jetzt erzähl, was treibt dich auf *Perfectaffairs*?«

»Das Gleiche wie dich. Du weißt schon, raus aus der täglichen Hektik, einfach mal treiben lassen, Neues ausprobieren ...«, sagt Rita

»Was dabei gewesen?«

Typisch Jan. Locker und praktisch.

»Durchaus.«

»Einen Lover gefunden?«

»Nicht nur einen.«

Sie bekommt Oberwasser.

»Und du? Eine nette Ergänzung zu deiner Gattin gefunden?«

»Jetzt tu doch nicht so von oben herab. Was erwartest du? Die Leute auf *Perfectaffairs* sind verheiratet. Deshalb sind sie dort. Du tust gerade so, als ob das prinzipiell okay ist, wenn aber einer dabei ist, den du kennst, dann ist das ein Fall für die Moralpolizei.«

Die Bedienung kommt mit dem Vorspeisenteller. Als sie wieder allein sind, setzt er an, hält sich aber in letzter Sekunde zurück.

»Es geht nicht um dich, sondern um Babs. Ich fühle ihr gegenüber eine Verpflichtung.«

»Welche Verpflichtung bitte?«

»Glaubst du wirklich, Babs merkt nichts?«

»Wer sagt, dass sie nichts merkt? Unsere Ehe funktioniert gut. Und damit alles im Gleichgewicht bleibt, habe ich ein bisschen Spaß *on top*. Das tut uns beiden gut. Sehr sogar.«

Er spricht das Wort »Spaß« süffisant aus. Rita macht eine ungeduldige Bewegung über den Tisch, als wolle sie seine Bemerkung vom Tisch fegen.

»Rita, warum bist du hier? Warum hast du auf meine E-Mail geantwortet? Es gibt so viele Männer auf *Perfectaffairs.de*, diese Plattform ist für Frauen das reinste Schlaraffenland. Und jetzt komm mir bloß nicht mit »Verpflichtung Babs gegenüber«. Babs hat dir gegenüber noch nie Rücksicht genommen.«

Sie wussten beide, wie sehr er recht hat.

Sie greift nach einer Weinblattrolle, tunkt sie in Tsatsiki, und schafft es gerade noch, die Rolle in den Mund zu schieben, bevor sie sich bekleckert. Sie wischt mit dem Handballen übers Kinn.

Jetzt bloß nicht tilten.

Sie nimmt einen Schluck Wein und spricht mit sanfter Stimme, als handle es sich um ein Date zwischen zwei potenziellen Lovern.

»Ich war, hm, neugierig.«

»Neugierig? Auf was?«

»Ob du dich auf ein *Blind Date* mit mir einlässt. Ob mein Profil dich interessiert. Ob ich dein Typ Frau bin und es zu einem Treffen kommt. Wie du reagierst, wenn du merkst, dass ich es bin. Wie du damit umgehst, wenn deine zwei Parallelwelten kollidieren.«

Er nickt und macht ein zustimmendes Geräusch. Sein Gesicht entspannt sich. Es entsteht zwischen ihnen eine Nähe, die Rita bewusst zulässt.

»Es war ein Testballon. Ich war nicht sicher, ob ich es bis zum Schluss durchziehe. Bis zu einem Treffen. Ich fühlte mich Babs gegenüber schuldig, hinter ihrem Rücken E-Mails mit dir auszutauschen. Gleichzeitig habe ich mich gefragt, ob ich das nur mache, um Babs eins auszuwischen.«

Jan winkt ab.

Es geht nicht um Babs.

Es ging nie um Babs.

Das Spiel war für Rita bereits vor der ersten Runde gelaufen. Als *Janus_8* sie anschrieb und sie merkte, wer sich hinter dem Alias verbirgt, ahnte sie, dass sie sich nicht an die Spielregeln halten würde.

Eine unverbindliche Affäre mit *Janus_8* ist unmöglich. Und ihn bei Babs anzuschwärzen, genauso.

Dies ist eine Geschichte zwischen Jan und ihr.

Sie hat das Gefühl, er liest ihre Gedanken.

»Es ist ja nichts passiert.«

Jan spricht betont locker und lächelt. Er nimmt ein Stück Pita-Brot, tunkt es ins Tsatsiki und hält es ihr hin. Sie beißt ab.

Rita ist klar, dass sie Jan, wenn es sich bei ihm um irgendeinen Kontakt auf *Perfectaffairs* handelte, mit nach Hause nehmen würde.

Weil sie nicht wüsste, auf was sie sich einlässt. Dass sie sich damit in die totale Pleite zockt.

Mit Zittergeld spielen und alles auf eine Karte setzen. Dann hast du schon verschissen. Das solltest du inzwischen gelernt haben. Sie hört Nettis Stimme.

Er wirkt so verständnisvoll, aber sie kennt diesen Blick. Sie fühlt sich bis auf die nackte Haut durchschaut.

Das Spiel geht an ihn. Fischhäppchen für den Hai.

Wie recht Netti hat.

Gedankenverloren wischt Rita mit der Linken über den abgenutzten Holztisch, als verteile sie unsichtbare Brotkrumen über die Fläche.

Ihre Chips braucht sie nicht mehr. *Rien ne va plus.*

41

Er begleitet sie bis vor die Haustür. Sein Auto ist unweit geparkt, sagt er. Sie streckt ihm betont förmlich die Hand entgegen, die er nicht nimmt.

»Also, dann, mach's gut. War nett.«

War nett. Ist sie bescheuert?

Jan schmunzelt. Er streicht mit dem abgewinkelten Zeigefinger über ihren Schönheitsfleck.

»Willst du mich nicht auf ein Glas Wein zu dir raufbitten?«

Sein Finger fährt ihre Lippen entlang bis unters Kinn. Er hebt es hoch und schaut ihr amüsiert in die Augen.

Rita schüttelt langsam den Kopf. Er bleibt ungerührt, sein Lächeln wird breiter, seine Augen tanzen, seine Stimme sinkt in den Keller.

»Das ist es doch, was du willst. Eine heiße Affäre. Keine Verpflichtungen, guten Sex. Den wirst du haben.«

Jan fährt mit dem Finger ihren Hals hinunter und am Ausschnitt des Kleides entlang. Er schlüpft mit dem Zeigefinger unter die Spitze ihres BHs und zieht verspielt daran.

Rita wird rot. Sie will etwas sagen, schluckt mehrmals, bricht den Blickkontakt und schaut auf ihre Fußspitzen.

Er zieht seine Hand langsam zurück und bleibt dicht vor ihr stehen. Sie spürt, dass er sie weiter lächelnd anschaut. Rita hebt den Blick und schaut schräg an ihm vorbei.

Am Fahrradständer des Nachbarhauses sieht sie von der Seite eine Frau stehen, den Kopf gesenkt. Vor ihr kniet ein Mann, den Kopf zwischen ihre Schenkel gedrückt, dass nur sein Hinterkopf sichtbar ist. Das Paar ist selbstvergessen, tief in Intimität versunken. Rita ist fasziniert.

Plötzlich tritt die Frau einen Schritt zurück, und der Mann

steht aus der Hocke auf. Er schlingt das Fahrradschloss, das er gerade aufgeschlossen hat, mehrmals um den Sattel und lässt es einrasten. Rita meint, sie kann es hören. Dann nimmt er das Fahrrad und schiebt es neben sich her, während die Frau was zu ihm sagt und ihm dabei fest auf den Rücken klopft. Er lacht laut auf und streckt seine Hand nach ihr aus. Sie ergreift sie.

Rita fällt einen Schritt nach hinten, ihre Augen fokussieren Jan. Das Glänzen in seinen Augen ist verschwunden, und sein Gesicht erzählt keine Geschichte mehr.

»Verstehe. Schade«, sagt er.

Er verbeugt sich ironisch und geht. Nach ein paar Schritten wendet er den Kopf halb zu ihr um und sagt in die Luft:

»Übrigens, ich würde es schätzen, wenn du Babs nichts von diesem kleinen Treffen erzählst. Das würde die Dinge unnötig komplizieren.«

Ohne ihre Antwort abzuwarten, geht er weiter.

42

Rita schließt die Haustür auf und lässt sich von innen gegen die Tür sinken. Sie fällt mit einem leisen Klick ins Schloss.

Sie fühlt sich wie nach einer langen Krankheit. Oder einer anstrengenden Bergtour. Zu schwach, die fünf Stockwerke hochzusteigen. Ausgesaugt.

Sie stößt sich ab und geht auf die Treppe zu. Sie greift nach dem Geländer und zieht sich die erste Stufe hoch. Sie geht automatisch weiter.

In den ersten Stock, den zweiten. Sie lässt das Geländer los und geht schneller. Trotz der hohen Stiefel geht es mit jedem Treppenabsatz leichter. Als ob sie Ballast abwirft.

Eine Bürde los ist.

Wie lange trägt sie die schon mich sich herum.

Die Erleichterung gibt ihr einen Energieschub, der sie in den fünften Stock trägt.

Sie öffnet die Wohnungstür, macht das Licht an, zieht den Mantel aus, wirft ihn auf den Stuhl und bleibt stocksteif stehen.

Sie steht im Flur und blickt sich um und schaut sich dabei zu, wie sie sich umblickt.

Genau so stand sie vor fünfzehn Jahren und dachte, das ist die ideale Übergangswohnung. In ein paar Monaten wird sie hier raus sein und mit ihm zusammenziehen.

Sie hatte gerade Paul verlassen und war voller Vorfreude. Ein Neuanfang mit einem neuen Mann! Wenige Monate später war alles vorbei.

Wie hatte sie ihr Gefühl für Paul und den gemeinsamen Lebensentwurf verraten und sich so grundlegend in diesem anderen Mann täuschen können. Seitdem lief ihr Leben in derselben Spur, wie eine Platte, die hängt.

Bis vor wenigen Wochen, als sie die Nähe zu dem, was früher war, hinauskatapultierte.

Seitdem fehlt ihr jede Spur.

Du bist vielleicht nicht *The World's Greatest Poker Player*, aber du kannst dem Spiel nicht ewig aus dem Weg gehen. Sie hört Nettis Stimme. So läuft das eben. *You win some, you lose some.* Jan. Genau, manchmal hat man halt Pech. Babs. Verschließ dich nicht länger unter einer Zellophanfolie. Stine.

Rita schnappt nach Luft. Eine überwältigende Wärme durchströmt sie bis in die Fingerspitzen.

Sie geht ins Zimmer, macht das Licht an und blickt zu den Dachfenstern hoch. Immer noch dicht.

Sie läuft ins Bad, packt ein paar Sachen, nimmt den Mantel, löscht die Lichter und schlägt die Tür hinter sich zu.

* JAN *

Gleich mal vorweg, Rita hat Babs nichts erzählt.

Nicht, dass ich wüsste. Und ich wüsste es. Babs und ich haben ein stillschweigendes Agreement. Solange unser gemeinsames Leben davon nicht tangiert wird, redet sie mir nicht rein.

Will heißen, sie vertraut mir, dass es nie mehr als ein bisschen Sex ist, und dass ich unsere kleine Familie nicht aufs Spiel setze. Da kann sie sich auf mich verlassen. Das weiß sie.

Ich habe mal in einer Zeitschrift, irgend so einer Frauenzeitschrift, eine Comiczeichnung gesehen. Da sitzt eine Frau bei der Wahrsagerin. Die schaut in ihre Kugel und sagt: »Sie werden heiraten. Ihr Mann wird Sie betrügen. Aber Sie werden ihm nicht auf die Schliche kommen.«

So ungefähr ist das bei Babs und mir.

Es läuft gut mit uns. Klar, uns geht es, wie allen anderen auch, mal besser mal schlechter.

Wenn ich merke, dass es ihr gerade nicht so gut geht, bin ich abends öfter zu Hause. Gerade damals, zur Zeit der Bankenkrise, da war bei ihr viel Stress im Büro angesagt. Und dann noch die Suche nach einem passenden Hausobjekt. Sie wollte das unbedingt durchziehen.

Ich erinnere mich, dass ich es direkt nach der Sache mit Rita langsamer angehen ließ. Ruhige Abende zu Hause, viel mit den Kindern unternommen. Hat mir auch gutgetan.

Aber meistens ist meine Frau so in ihren Beruf eingespannt, und dann noch die Kinder, dass sie es gar nicht mitbekommt, was bei mir so ansteht. Dann kann es sein, dass ich wochenlang jeden Abend unterwegs bin. Oft auch beruflich.

Ich weiß genau, wie weit ich gehen kann.

Eine Sache würde Babs nie tolerieren. Wenn unsere Freunde über meine außerehelichen Aktivitäten Bescheid wüssten. Da wäre sie konsequent und würde mich vor die Tür setzen. Einschließlich Scheidung, Querelen wegen den Unterhaltszahlungen, Sorgerechtsstreitigkeiten, das ganze Paket.

Das war ehrlich gesagt ein ziemliches Risiko, als ich *Cindy_42* kontaktiert habe.

Dieser Zufall aber auch. Ich habe ihr Profil exakt einen Tag, nachdem Babs mir von Ritas Aktivitäten auf dem Seitensprungportal erzählt hat, in meiner Mailbox gehabt. Babs hat es von Netti erfahren. Mit allen Details.

Frauen kennen da nix.

Als ich das Profil dieser *Cindy_42* las, war schnell klar, wer sich dahinter verbirgt. Der Cindy Crawford Schönheitsfleck war eindeutig. Aber auch sonst. Wie viele 42-jährige Frauen gibt es schon, die laut PLZ in ihrem Profil im Münchner Süden wohnen, gerne bergsteigen, First-Class-Hotels lieben und als Hobby, »regelmäßig in die Sauna gehen« angeben.

Ein echtes Risiko, aber *no risk, no fun.* Also habe ich alles auf eine Karte gesetzt und mein Foto für sie freigeschaltet. Die Wahrscheinlichkeit, dass sie Babs nichts davon erzählt, war groß. Und wenn ich meine Karten richtig spielte, könnte ich sie davon überzeugen, dass ein bisschen Spaß nie schadet.

Ehrlich gesagt, ist Rita nicht mein Typ. Ich stehe auf richtig gut aussehende Frauen, und wenn nicht richtig gut aussehend, dann so richtig scharf.

Es hat mich wahnsinnig überrascht, dass sie auf so einem Portal ist. Auf einem Erotikportal. Einem Seitensprungportal! Stille Wasser, habe ich mir gedacht, stille Wasser. Dass sie es jetzt mit verheirateten Männern treibt, das hat mich voll angeheizt. Ich dachte, *WOW*, die haste völlig unterschätzt.

Und dann fielen mir von früher so ein paar Sachen ein.

Zum Beispiel, dass ihre langweiligen Kleider mit den üblen

Mustern immer einen tiefen V-Ausschnitt hatten. Genauso ihre Pullis. Dass sie gerne hochhackige Stiefel trug, ihr Lippenstift immer abgeleckt wirkte und ihre Augen manchmal diesen feuchten Blick bekamen. Ehrlich gesagt, ein wenig undurchschaubar war sie schon immer. Ich fand den Gedanken geil, ein Spiel mit ihr zu spielen. Ich wollte sie ins Bett kriegen.

Obwohl ich damit meine Ehe aufs Spiel setzte.

Diese paar Wochen waren spannend. Von Netti erfuhr ich, via Babs, wo Rita mit ihren Aktivitäten auf *Perfectaffairs.de* stand. Ich hoffte täglich, dass sie sich meldet und in ein Treffen einwilligt.

Als meine Frau ihre alten Freundinnen zum Weihnachtsessen einlud, konnte ich es kaum erwarten. Ich wollte Rita wiedersehen, denn nur so konnte ich das Spiel fortsetzen. Das war meine kleine, ganz private Bescherung.

Arme Rita. Bei unserem Treffen im *YOL* ging sie davon aus, dass ich mich ertappt fühle, wenn ich merke, wer sich hinter *Cindy_42* verbirgt. Wie ich ihn genossen habe, diesen Nervenkitzel.

Ich beobachtete, wie zwei Gefühle in ihr stritten. Rita wollte mich. Und Rita wollte mich überführen. Zwei Dinge, die sich gegenseitig ausschließen. Dieser Konflikt machte sie wütend und hilflos. Und das hat mir voll in die Hände gespielt. Wie geil.

Es lief alles wie geplant. Als ich vorschlug, sie nach Hause zu begleiten und sie einwilligte, war klar, dass der Abend noch nicht zu Ende war.

Sie hat dann einen Rückzieher gemacht. Was soll's.

Egal.

Ehrlich gesagt, aufgewärmte Sachen sind sowieso nicht mein Ding. Und vielleicht hat Babs ja recht, vielleicht ist Rita nie über unsere kleine Affäre von damals weggekommen.

Ich war Anfang zwanzig und Rita sechs Jahre älter. Ich habe in »ihrem« Hotel gejobbt und fing was mit ihr an. Ich fand das spannend. Sie war so viel älter und schon verheiratet. Mit Paul, dem Boss der Rezeption. Rita kam mir wie eine richtige Frau vor. So reif.

Sie hat ihrem Mann ziemlich schnell reinen Wein eingeschenkt und die Koffer gepackt, aber da hatte sie mich schon Babs vorgestellt, und es hat Zoom gemacht zwischen uns. Die Chemie war sofort da. Ich habe erst mal beide Beziehungen weiter laufen lassen. Babs hat das nicht gestört.

Das lief damals vielleicht suboptimal für Rita. Es hat 'ne Weile gedauert, bis sie es gecheckt hat. Ich und Babs sind irgendwann zusammengezogen, spätestens da hat sie es geblickt. Das lief dann aus, zwischen Rita und mir. Ohne große Szene.

Egal.

Ich habe Rita seit dem Abend im *YOL* nicht mehr gesehen. Abgesehen von einmal, ziemlich genau ein Jahr später, auf dem Tollwood Weihnachtsmarkt.

Ich war mit meiner Frau unterwegs. Babs hat sie nicht gesehen, und Rita tat so, als ob sie uns nicht sieht. Soll mir recht sein.

Ich bin sicher, dass Babs sie seit damals nicht mehr getroffen hat. Habe aber nie gefragt. Besser nichts riskieren. Netti trifft sich noch mit ihr, glaube ich. Auf jeden Fall hat sie erzählt, dass Rita umgezogen ist.

Die Pokerabende hörten auf, weil Netti nicht mehr da war. Ich habe nie verstanden, warum Rita sie wieder ins Leben gerufen hat. Sie waren im Studentenwohnheim bekannt für ihre Pokerrunden gewesen, aber das ist fast 20 Jahre her!

Ich dachte zuerst, meine Frau hat einen Lover und die Pokerabende sind ihr Alibi, so unwahrscheinlich fand ich es, dass die vier sich wieder treffen. Aber dafür ist Babs nicht die Frau. Sie ist nicht der Typ für so was.

Netti ist mit ihrem Lover ausgewandert und kommt zwei- dreimal im Jahr eine Woche nach München, um ihren Sohn zu sehen. Manchmal länger. Sie wohnt dann mit ihrem Freund bei uns, wir haben genug Platz. Nettis Sohn zieht für die Zeit zu uns, damit sie maximal Zeit mit Tom Boy verbringen kann. Er versteht sich gut mit unseren Kindern. Zwischen Netti und ihrem Ex ist das immer noch schwierig.

Kurz nachdem Netti mit diesem Mike auf und davon ist, habe ich mich mit Tom auf ein Bier getroffen. Ehrlich gesagt, er tat mir leid. Ist ja ein netter Kerl.

Es ging ihm nicht gut. Der brauchte dringend jemand, der ihn von den trüben Gedanken ablenkt. Ich habe ihm von *Perfectaffairs.de* erzählt.

Da findet er Frauen, die einerseits die Zwänge des Lebens kennen und andererseits sich das vom Leben nehmen, was ihnen zusteht. Einen netten Abend verbringen, ein gemeinsames Abendessen oder einen Drink. Und dann ab in die Falle, den Sex genießen, ohne Verpflichtungen und vor allem ohne Beziehungsstress.

Aber Tom war an dem Abend scheiße drauf. Vielleicht stand er noch unter Schock. Ich habe ihm angeboten, dass wir mal zusammen in die Therme Erding gehen oder eine Bike-Tour machen.

Hat sich nie gemeldet. Ich war dann auch im Stress. Die Agentur, Haus kaufen, Familie. All das.

Und dann hat Netti bei uns gewohnt, wenn sie in München war, das hat den Umgang mit Tom natürlich nicht einfacher gemacht.

Von Stine kam irgendwann eine Einladung zu ihrer Hochzeit. Babs stöhnte »die dritte, muss das denn sein« und war froh, dass wir für die Zeit unseren Urlaub geplant hatten. Südfrankreich war das mal wieder.

Ich wäre da, ehrlich gesagt, gern hingegangen. Ich fand Stine immer toll. Auf ihre Art gutaussehend. Und intelligent. Eine Frau mit dem gewissen Etwas.

Ungefähr eine Woche nach der Sache mit Rita im *YOL* war ich neugierig und habe ihr Profil auf *Perfectaffairs* angeklickt. Ich erhielt die Meldung:

Das Profil kann nicht gefunden werden. Bitte geben Sie einen neuen Suchauftrag ein.

Egal.

EPILOG

Rita löffelt Sahne auf das Stück Himbeerkuchen und sticht mit der Gabel einmal vertikal durch alle Schichten, zuerst die Sahne, dann den durchsichtigen Guss, die Himbeeren, die Vanillecreme, den Biskuit und die dünne Schicht Mürbteig. Wie mit einem Spaten durch Torf. Oder ein Archäologe. Präzise und versiert. Sie balanciert das perfekte Stück Himmelreich zum Mund.

Sie fährt mit der Außenseite des Daumens einmal rechts und links die Mundwinkel hinunter und wischt die Sahnereste an der Serviette ab. Jetzt hat sie keinen Grund mehr, ihr Gegenüber zu ignorieren. Sie hebt den Kopf und landet mit ihren Augen direkt bei ihm. Er grinst und holt Luft, aber bevor er was sagen kann, senkt sie den Blick und hebt zum zweiten Spatenstich an. Was für eine ideale Mischung aus säuerlichen Himbeeren, Vanillearoma und dicker Sahne.

Sie kaut mit leicht geöffneten Lippen und lehnt sich in den beigen Plüschsessel zurück. Sie ist bereit für ihn.

»Schmeckt's?«, fragt er.

Rita nickt.

»Warum triffst du dich eigentlich mit mir in einem Café, wenn du doch keinen Kuchen magst«, fragt sie.

»Das *Jasmin* ist streng genommen kein Café, mehr eine Mischung aus Eckkneipe, Bäckerei, Restaurant, es ist wie ein Wohnzimmer, in dem sich das Viertel zu jeder Tages- und Nachtzeit trifft. Selbst wenn die Leute wegziehen, ins *Jasmin* kommen sie immer wieder. Dem *Jasmin* bleibt man treu.«

Er räuspert sich, weicht ihrem Blick aus und nimmt einen langen Schluck von seinem Weißbier.

Rita leckt reflexartig ihre Oberlippe. Der Bierschaum über seinem Mund scheint zu knistern.

»Dann bist du also regelmäßig hier«, sagt Rita.

Er nickt.

»Und du kanntest es tatsächlich noch nicht. Gefällt´s dir?«, fragt er.

Rita zuckt mit den Schultern.

»Eigentlich nett hier. Altmodische Möbel und Kuchen wie aus Großmutters Küche. Gemütlich. Aber die Leute sind ganz anders, so hipp. Witziger Gegensatz. Hier wäre ich bestimmt öfter, wenn ich in der Nähe wohnen würde. Fast hätte ich dich versetzt. Ich war wahnsinnig nervös.«

Rita kichert und schiebt eine Gabel Kuchen hinterher.

»Mein erstes richtiges Date. Seit Jahren. So gesehen bin ich völlig außer Übung.«

»Verstehe«, sagt er.

»Darf ich dich mal was fragen«, sagt Rita.

Er nickt.

»Warum hast du dich noch einmal bei mir gemeldet, obwohl unser erstes Treffen so ein Reinfall war, und dann habe ich mich auch noch online von dir mit so einem bescheuerten Spruch von wegen »keine Chemie« und so verabschiedet ...«

Er nickt wieder und greift nach dem Bierglas.

»Du musst darauf nicht antworten, wenn du nicht willst«, sagt Rita.

»Ich will aber«, sagt er. »Ich weiß nicht, wie ich das sagen soll, aber ich hatte an dem Abend das Gefühl, da ist was zwischen uns. Also, ich konnte sehr gut verstehen, dass du wütend warst. Und als du aufgestanden bist, deinen Mantel genommen hast und davongestürmt bist, da wusste ich, dass ich dich wieder sehen muss.«

»Verstehe«, sagt Rita, obwohl sie gar nichts verstand.

»Darf ich dich noch etwas fragen?«

»Klar, leg los«, sagt er.

»Warum hast du dir auf der Plattform den Namen »BillyRegal« gegeben. Das ist doch so, naja, irgendwie fantasielos.«

Er lacht.

»Ja, das stimmt. Aber ich wollte einen Alias, der wirklich zu mir passt. Und diese IKEA-Regale hat jeder bei sich zu Hause, man kann sich eine Wohnung gar nicht ohne *BillyRegal* vorstellen, sie lehnen an der Wand und passen überall so gut rein, dass sie übersehen werden. Wenn es sie nicht gäbe, dann ...

Rita unterbricht ihn.

»Ich verstehe schon. Wie eine Tafel Ritter Sport. Quadratisch, praktisch, gut!

Er lacht.

»Genau! Wie du zu deinem Profilnamen gekommen bist, ist offensichtlich.«

Er zeigt mit dem Finger kurz in Richtung ihres Schönheitsflecks.

»Naja, abgesehen von dem hier, halten sich die Ähnlichkeiten mit Cindy Crawford in Grenzen«, wehrt Rita ab. »Seitdem ich denken kann, wurde mein Mund mit dem von Cindy Crawford verglichen, und das nur wegen dem Leberfleck.«

»Du hast einen tollen Mund.«

Eine Tatsache, weniger ein Kompliment, wie er das sagt. Sie wird rot.

»Ich habe wegen dieser ›Ähnlichkeit‹ – Rita macht mit den Fingern Anführungszeichen in die Luft – die Crawford immer im Blick gehabt. Obwohl sie sehr schön ist, erweckte sie nie den Eindruck, dass der Erfolg ihr zugeflogen ist. Ich glaube, das fiel ihr alles nicht leicht. Ich habe mal gelesen, dass sie für ihre allerersten Bikini-Aufnahmen am Vorabend im Hotelzimmer ein intensives Gymnastiktraining durchgezogen hat, damit ihr Körper am nächsten Tag perfekt rüberkommt. Als ob das geholfen hätte – am Vorabend! Aber sie hat sich selbst nicht vertraut und meinte noch bis zur letzten Minute, etwas an sich verbessern zu müssen. Verstehst du?«

Er schaut ihr direkt in die Augen und nickt.

»Ja, ich weiß genau, was du meinst«, sagt er.

»Was hältst du eigentlich von Brettspielen?«, fragt sie.

Anmerkung

Stines Kommentar in Kapitel 35 ist ein leicht gekürztes, wörtliches Zitat aus dem Interview mit der Schauspielerin Johanna Wokalek. »Uns fehlt die Radikalität«, Süddeutsche Zeitung, 17. Oktober 2009.

Nettis Kommentar in Kapitel 39 basiert auf folgendem Artikel: »Bube, Dame, KÖNIGIN«, Interview mit der deutschen Profi-Pokerspielerin Sandra Naujoks, genannt ›Die Schwarze Mamba‹, EMOTION, Februar 2010.

Die Informationen zum Pokerspiel entstammen:
F. Montmirel, *POKER*. Das ultimative Buch. München 2007.
E. Adler, *Texas Hold'em*. Poker mit System. Bd.1 Wardenburg 2007.